DR. MED. MICHAEL LEHNERT

HALTUNG GUT, ALLES GUT

Schnelle Selbsthilfe
bei Handynacken,
Frozen Shoulder,
Zwerchfell-Verspannung
und anderen
Haltungsschmerzen

INHALT

EIN WORT VORAB

Den modernen Menschen, das haben Forscher vor einiger Zeit herausgefunden, gibt es seit rund 230 000 Jahren. Ob wir angesichts dieses stattlichen Alters wirklich den Begriff »modern« verwenden sollten, sei hier erst einmal dahingestellt.

Eines der ältesten entdeckten Zeugnisse des Homo sapiens, wenn Sie also so wollen, einer unserer direkten Vorfahren, ist Kibish Omo I. Seine Überreste wurden 1967 in Äthiopien gefunden. Allerdings waren sich die Wissenschaftler bei der Taxierung des genauen Alters von Kibish Omo I. uneinig und gehen deshalb, was seinen Geburtstag betrifft, von einer Fehlerquote von rund 22 000 Jahren aus.

Für uns Menschen sind 22 000 Jahre gemäß der heutigen durchschnittlichen Lebenserwartung von grob 80 Jahren (bei Männern liegt sie etwas darunter, bei Frauen etwas darüber) immerhin 275 aufeinanderfolgende Leben. Aber was sind vor dem Hintergrund der Evolution, vor dem Hintergrund, dass der moderne Mensch seit rund 230 000 Jahren diese Erde bevölkert, schon 22 000 Jahre …?

Anpassung braucht Zeit

Warum erzähle ich Ihnen das? Ich bin schließlich kein Mathematiker und auch kein Archäologe, sondern Arzt. Meine Patienten zerfallen nicht zu Staub und sind auch nur in Ausnahmefällen mumiengleich. Der Gedanke, der mich für dieses Buch umtreibt, ist folgender: Der Mensch hatte, und das zeigen die archäologischen Forschungen, sehr viel Zeit, um sich an das heutige Leben zu gewöhnen. Wann immer sich die Umstände wandelten, passte er sich seiner Umgebung an, um weiterhin möglichst sorgen- und schadenfrei, also gesund, durch den Alltag zu kommen und somit möglichst lange zu überleben – als Individuum und als Spezies.

Doch die vergangenen 25 Jahre haben (nicht nur aus orthopädischer Sicht) für den Menschen in kürzester Zeit zahlreiche tiefgreifende Veränderungen mit sich gebracht. Und diese waren für uns nicht immer zum Besten. Sie werden mir die Dramatik hoffentlich verzeihen: Aber die technischen Errungenschaften und der Fortschritt des vergangenen Vierteljahrhunderts haben unser Leben um so viel ungesünder und, ja, wenn Sie so wollen, auch gefährlicher gemacht, wie kaum ein anderer Zeitraum dieser Länge zuvor. Kriege, Pandemien und Naturkatastrophen lassen wir an dieser Stelle einmal bewusst außen vor.

Für dieses Leben sind wir nicht gemacht

Tatsache ist, dass wir, zumindest, was unsere körperlichen Fähigkeiten, unsere Ausstattung, unsere »Hardware« betrifft, für vieles, das der Zeitgeist mit sich bringt, nicht bereit sind:

- Wir sitzen zu viel.
- Wir bewegen uns zu wenig und wenn, dann leider oft falsch.

- Wir ernähren uns ungesund.
- Wir stehen permanent unter Druck und Stress und schaffen den Ausgleich zwischen Anspannung und Entspannung immer seltener.
- Wir atmen schlecht.

Die Folge ist, dass wir immer häufiger erkranken und oft gar nicht wissen, woran und warum. Willkommen in der heutigen Zeit!

FACT
Der Steinzeitmensch in uns

Führen Sie sich Folgendes einmal kurz vor Augen: Wissenschaftler gehen davon aus, dass Menschen heute bei ihrer Geburt mehr oder weniger auf dem gleichen körperlichen Entwicklungsstand sind wie vor 10 000 oder sogar vor 100 000 Jahren. Unser Bauplan ist auf dem Niveau der Steinzeit. Oder, falls das für Sie sympathischer klingt: Wir sind heute noch so, wie wir immer waren.

Ich bin überzeugt, dass wir Menschen immer noch in der Lage wären, als Jäger und Sammler zu leben. Und ich bin mir ebenfalls sicher, dass wir – würde man uns von heute auf morgen im Wald aussetzen – überleben könnten, weil die Kenntnisse, beispielsweise ein Reh zu jagen, tief in uns verankert sind. Der Mensch hat das Leben in der Natur über Jahrtausende erlernt. Um sich in einer von Hightech geprägten Welt zurechtzufinden, hatte er bisher nur wenige Jahrzehnte Zeit.

Wäre der Mensch ein Telefon, er wäre ganz sicher kein Smartphone, sondern immer noch ein sehr frühes Modell mit Wählscheibe und langem Kabel. Man könnte auch sagen: Die Evolution, die Entwicklung des Menschen, hinkt der Zivilisation und dem technischen Fortschritt deutlich hinterher. Unser Leben ist für uns zu schnell. Und das heißt im Umkehrschluss: Wir Menschen sind für unser heutiges Leben eigentlich zu langsam. Zumindest sind wir nicht geschaffen für ein immer höheres Tempo.

Wenn der Alltag krank macht

Die Art und Weise, wie der Zeitgeist unseren Körper herausfordert, ist aus orthopädischer Sicht – und vor allem aus dieser Perspektive möchte ich in diesem Buch sprechen – nicht selten gesundheitsgefährdend. Um das zu erkennen, muss man kein Arzt sein. Wann immer ich in meiner Heimatstadt Berlin mit dem Bus oder mit der U-Bahn fahre, sehe ich fast nur noch Menschen, die auf ihr Smartphone starren, teilweise merkwürdige Bewegungen machen, nicht gerade gesunde Haltungen einnehmen und fast immer dabei verkrampfen (siehe Seite 19).

Manchmal ertappe ich mich auch dabei, wie ich mir die Hände der Menschen ansehe und Rückschlüsse darauf ziehe, wie groß ihr Handy wohl sein mag. Denn je größer das Handy, desto gefährlicher wird es für unsere Hände. Im Kapitel über den Handynacken werde ich Ihnen diesen Zusammenhang erläutern. Manche Geräte sind zudem schwerer als das Eigengewicht der Hand. Kann das auf Dauer gesund sein? Nein! Stellen Sie sich vor, Sie würden permanent einen Rucksack tragen, der schwerer ist als Sie selbst. Dann verstehen Sie die Antwort.

Wirksam gegensteuern

Doch wie immer gilt: Die Dosis macht das Gift. Und das Gegengift haben wir oft selbst in der Hand – wir müssen es nur kennen. Das Gegengift in der Orthopädie ist die Prävention. Denn: Prävention ist auch die beste Medikation! Egal, in welchem Alter, egal, in welchem Zustand.

Und genau darum geht es mir in diesem Buch: Nicht alle, aber doch sehr viele Krankheitsbilder, die unser moderner, von Stress, mangelnder Bewegung, manchmal mangelndem Wissen und häufig dem übermäßigen Einsatz von Technik geprägter Alltag mit sich bringt, lassen sich durch gezieltes Training und ein bewussteres Leben beeinflussen und aufhalten. Oder sie entstehen gar nicht erst.

Ich stelle Ihnen in den folgenden Kapiteln Symptome und Krankheitsbilder vor, die in den vergangenen 25 Jahren verstärkt aufgekommen sind und die Sie alle entweder selbst kennen, oder von denen Sie aus Ihrer Familie, Ihrem Freundeskreis oder dem Kollegium schon gehört haben. Die gute Nachricht an dieser Stelle lautet: Fast alle Probleme, über die wir in diesem Buch sprechen, lassen sich verbessern oder sogar ganz verhindern!

- Ich werde Ihnen aufzeigen, wie Sie mit Ihrem Smartphone oder vergleichbarer Technik wirklich smart umgehen können – ohne dass Sehnen und Muskeln leiden.
- Wir werden uns ausgiebig mit dem Zwerchfell beschäftigen, das – wenn Sie unter Stress stehen – zum Stressfaktor für den gesamten Körper werden kann.
- Wir werden über Schuhe sprechen, die Ihren Bewegungsapparat gefährden.
- Sie werden sehen, wie Sie Ihre Gelenke nicht nur schonen, sondern mit wenig Zeitaufwand stärken können.

- Wir werden darüber sprechen, wie Sie aktiv und somit möglichst lange gesund bleiben können, weil Sie es wollen und weil Sie selbst etwas dafür tun.
- Wir werden über Risiken und Gefahren sprechen, die nicht nur das Sitzen, sondern auch falsches Gehen, Laufen und falscher Ehrgeiz mit sich bringen.
- Wir werden versuchen, Ihren Bewegungsradius wieder zu erweitern. Denn in jedem Kapitel werden Sie einfache, aber effektive Übungen finden, die Sie praktisch und ohne großen Aufwand in Ihren Alltag integrieren können.
- Und schließlich werden wir auch einen Blick auf das Trendthema Longevity werfen.

Vertrauen in den eigenen Körper

Ich werde Ihnen in diesem Buch, so gut ich kann, Einblicke in meine Erfahrungen aus rund drei Jahrzehnten in der Orthopädie und Sportmedizin geben. Ich teile mit Ihnen aber auch meine Erkenntnisse, die ich außerhalb meiner Praxis gewonnen habe: als leidenschaftlicher Sportler und Mannschaftsarzt zahlreicher Top-Teams wie zum Beispiel der Frauen-Fußballmannschaft des VFL Wolfsburg. Die Fähigkeiten des menschlichen Körpers haben mich dabei immer wieder überrascht. Ich bin immer noch und immer wieder fasziniert davon, wozu der Körper in der Lage ist. Welche Kräfte er entwickeln kann und auch, dass und wie er heilen kann – oftmals ganz ohne die Hilfe der Medizin.

Gesund und beweglich altern

Von einigen dieser Erlebnisse möchte ich Ihnen erzählen. Denn ich möchte Ihnen nicht erst begegnen, wenn Sie Patientin oder Patient sind. Nein, ich möchte Ihnen idealerweise an einem Punkt in Ihrem Leben begegnen, an dem wir noch gemeinsam beeinflussen können, ob Sie einmal Patientin oder Patient werden und, falls doch, wann der Praxisbesuch für Sie nötig wird – nämlich möglichst spät.

Die moderne Medizin sollte nicht nur als Leistung verstanden werden, die man im Ernstfall abrufen kann. Nein, sie sollte immer auch als begleitender Bestandteil des Lebens gesehen werden, als Partner auf Augenhöhe, mit dem man die tiefsten Tiefen vermeiden oder umgehen kann.

Natürlich kann kein Arzt das Leben unendlich verlängern oder den Tod besiegen. Aber wir können den Körper und die Gesundheit bestmöglich stärken.

Mir ist bewusst, dass Longevity, also die möglichst gesunde Langlebigkeit, ein Hype in Forschung und Medizin ist. Und auch ich kann es als Mensch, als Vater und als Arzt kaum erwarten, dass große Krankheiten wie Krebs, Parkinson, Alzheimer und viele andere vielleicht schon in wenigen Jahren für immer besiegt oder zumindest in Schach gehalten werden könnten. Doch als Orthopäde sage ich zum Thema Longevity auch sehr deutlich: Was hilft es uns, wenn wir hundert Jahre oder älter werden, aber uns nicht mehr richtig bewegen können?

Was Longevity aus der orthopädischen Perspektive bedeutet, werde ich am Ende dieses Buches beleuchten und der Frage nachgehen, wie Sie das Alter Ihres Körpers bestimmen und gegebenenfalls verändern können.

Manchmal werde ich Ihnen in diesem Buch Dinge sagen, die Sie vielleicht nicht so gerne hören möchten. Nehmen Sie es mir bitte nicht übel, dass ich ein Freund der klaren Worte bin. Es ist zum Wohle der Gesundheit.

Die Sprache des Körpers verstehen

Die Erkenntnis, dass unser Körper uns auf so viele Probleme selbst hinweist, wenn wir ihn nur verstehen oder ihm gut genug zuhören, finde ich extrem ermutigend. Ebenso ermutigend sollte es für Sie sein, dass nicht nur wir Ärzte die Sprache Ihres Körpers beherrschen, sondern dass auch Sie selbst diese Sprache erlernen können.

Manche Ärzte werden Ihnen vielleicht sagen, dass Sie kein medizinischer Notfall sind, wenn Sie mit dem einen oder anderen vermeintlich kleinen Anliegen eine orthopädische oder sportmedizinische Praxis aufsuchen. Viele werden Ihnen aber auch dankbar sein, weil Sie mit Weitsicht durchs Leben gehen – und so selbst dazu beitragen, schwerwiegende Probleme vielleicht ganz zu vermeiden.

Wir Ärzte haben einen alten Spruch: Wer heilt, hat recht. Ich sage heute: Wer gar nicht erst heilen muss, ist der bessere Arzt!

»Es ist nie zu spät,
dem Körper etwas
Gutes zu tun.
Er wird es uns mit
langer Gesundheit
danken.«

DER HANDYNACKEN

»Handys bringen
für unseren Körper
gleich mehrere
Probleme mit sich:
Sie sind häufig zu groß,
sie sind zu schwer,
und wir benutzen
sie zu oft.«

HANDYS MACHEN KRANK

Ich weiß, Sie könnten schon jetzt das Gegenteil von mir denken. Aber ich versichere Ihnen: Ich bin kein Handy-Gegner. Ich besitze ein Smartphone, ich benutze es regelmäßig. Ich telefoniere mit meinen Patientinnen und Patienten, ich schreibe E-Mails, ich mache Fotos von meinem Hund. Das Handy hilft mir beim Sport, ich nutze die App eNastics meiner Söhne (siehe Seite 201), die einfache Übungen zur körperlichen Fitness bereithält, und ich bin auch in den sozialen Medien vertreten – folgen Sie mir gerne. Was ich sagen will: Ich mache alles mit meinem Smartphone, was man so machen kann. Und ich bin das Gegenteil eines Technik-Skeptikers oder Zeitgeist-Verweigerers.

Aber auch für den mir manchmal unheimlichen Zeitgeist gilt nach Johann Wolfgang von Goethes »Zauberlehrling«: »Die ich rief, die Geister, werd' ich nun nicht los.« Das trifft bisweilen auch auf uns zu. Aus orthopädischer Sicht sage ich Ihnen: Handys schaden der Gesundheit. Daran gibt es keinen Zweifel. Smartphones sind schädlich für die Augen, die Gelenke, die Muskeln, die Sehnen, die Bewegungsfähigkeit und für die Psyche. Und doch wollen oder können wir nicht ohne sie sein, so scheint es.

Hauptleidtragender: der Nacken

Wir konzentrieren uns in diesem Kapitel vor allem auf die vermutlich häufigste Erkrankung, die eindeutig auf unsere mobilen Telefone zurückzuführen ist: den Handynacken, der sich nicht selten bis zur Lendenwirbelsäule bemerkbar macht.

Zu einem Handynacken kommt es, weil wir unser Telefon in der Regel nicht auf Augenhöhe vor uns halten, wie es für unseren Nacken eigentlich ideal wäre. Wir blicken stattdessen mit gesenktem Kopf auf das Display, da wir unser Smartphone mit ziemlich langen Armen in der Region des Bauchnabels positionieren.

Die Sache mit dem Nackenband

Rein anatomisch betrachtet müssten wir nicht an einem Handynacken erkranken. Denn wir Menschen haben immer noch den siebten Halswirbel, den *Vertebra prominens*, der auch »prominent hervorstehender Nackenwirbel« genannt wird.

Sie können ihn sehr leicht erfühlen: Wenn Sie an Ihrem Hals vom Hinterkopf aus starten und mit den Fingern nach unten an der Wirbelsäule entlanggehen, gibt es eine Stelle, die etwas weiter hervorsteht – das ist der siebte Halswirbel. Hier ist zwischen dem Hinterkopf und der Wirbelsäule das sogenannte Nackenband, das *Ligamentum nuchae*, aufgespannt. Dieses Nackenband war früher sehr stark ausgeprägt und kräftig, weil wir einst viel Kraft aufwenden mussten, um den Kopf zu heben und nach vorn zu blicken. Ich spreche von einer Zeit, in der wir noch keine Zweibeiner waren, sondern uns auf allen vieren fortbewegt haben.

Durch den aufrechten Gang ist das Nackenband bei uns Menschen dann immer schwächer geworden, sodass wir heute unsere Köpfe vor allem mithilfe der Muskulatur oben halten.

Verspannungen sind vorprogrammiert

Und nun kommen wir zurück zum Handy: Wenn wir den Kopf übermäßig oft nach unten neigen, weil wir tippen, lesen oder was auch immer mit unserem Smartphone tun, passiert Folgendes: Die vordere Halsmuskulatur, insbesondere der *Musculus sternocleidomastoideus* (auch als »Kopfnicker« bekannt), den sie deutlich an den Seiten Ihres Halses sehen und auch fühlen können, verspannt und verkürzt sich. Zeitgleich werden die hintere Nackenmuskulatur und das Nackenband einer ständigen Dehnung unterzogen.

Diese Kombination ist verheerend. Denn wenn Muskeln und Bänder vornehmlich in eine Richtung gedehnt werden, in die sie natürlicherweise nicht wollen, dann versuchen sie, das Gegenteil zu erreichen. Sie versuchen, in die andere Richtung zu ziehen, so wie ein kleines Kind, das in die andere Richtung läuft, wie die Eltern wollen. Das heißt, die Muskeln wenden dauerhaft sehr viel Kraft auf und bauen so einen hohen Tonus, also eine hohe Spannung auf. Dieser hohe Tonus führt zwangsläufig dazu, dass wir unter den allseits bekannten Verspannungen leiden.

Und: Dieser hohe Tonus setzt sich fort. Er tritt nicht ausschließlich im Nacken und der Halswirbelsäule auf, er wandert weiter in die Schultern und die gesamte Wirbelsäule hinunter bis hin zum Steißbein. Denn die Wirbelsäule ist eine funktionelle Einheit, die mit vielen Faszien und Muskelsträngen im Körper verbunden ist.

Sie könnten jetzt natürlich sagen, dass es Verspannung auch schon vor dem Zeitalter der Smartphones gab, weil wir ja beispielsweise auch immer schon schwere Bücher in einer ähnlichen Haltung gelesen haben.

Ja, das stimmt. Aber es gibt einen entscheidenden Unterschied: Das Lesen eines Buches ist ein sehr bewusster Vorgang, der entweder im Liegen, im Sitzen oder an einem Stehpult erfolgt. Mir sind jedenfalls auf der Straße bisher nur sehr selten in einem Buch lesende Menschen entgegengekommen …

FACT

Handynutzung immer und überall

Nicht ausschließlich die Handyhaltung ruft Probleme hervor, sondern auch die Dauer, für die wir unseren Körper dieser Position aussetzen. Laut einer repräsentativen Erhebung des Digitalverbands Bitkom aus dem Jahr 2024 nutzen 16- bis 29-Jährige ihr Smartphone durchschnittlich 182 Minuten pro Tag, also über drei Stunden. 30- bis 49-Jährige kommen auf durchschnittlich 158 Minuten, 50- bis 64-Jährige auf 148 Minuten am Tag. Und auch die über 65-Jährigen hängen im Schnitt noch 96 Minuten pro Tag am Handy. Wie viel besser könnte es Ihnen gehen, wenn Sie nur einen Bruchteil dieser Zeit für die Erhaltung Ihrer Gesundheit investieren würden! Denn, auch das ist leider wahr: Die Zahl der Toten und Verletzten durch Handynutzung im Straßenverkehr – egal, ob hinter dem Steuer, auf dem Rad oder zu Fuß – nimmt zu.

Die Dekra hat vor ein paar Jahren eine Erhebung in ganz Europa gemacht: Von 14 000 erfassten Fußgängern nutzten 17 Prozent ihr Smartphone während der Teilnahme im Straßenverkehr. Dass dies eine erhöhte Unfallgefahr mit sich bringt, liegt auf der Hand.

Wie viel Handyzeit ist erlaubt?

Ich kann Ihnen die Frage, wie viel Smartphonenutzung der Körper problemlos tolerieren kann, nicht auf die Minute genau beantworten. Grundsätzlich kann ich aber sagen, dass ein trainierter Körper auch hier von Vorteil ist. Wer eine allgemein gute Fitness hat, verfügt in der Regel auch über eine gekräftigte Nackenmuskulatur.

Wir müssen uns zudem genau ansehen, wie sich die Dauer der Handynutzung über den gesamten Tag verteilt. Wenn diese 182 Minuten (siehe Kasten) am Stück am Handy verbracht werden, dann ist es eine besonders große Belastung für den Körper. Wenn sich die 182 Minuten aber auf 16 Stunden verteilen, können wir dies wohl anders bewerten.

Ich kann aus meiner Erfahrung in der Praxis Folgendes sagen: Diejenigen, die wenig Sport treiben, die viel am Schreibtisch sitzen und sich wenig bewegen, sind generell anfälliger für einen Handynacken. Und nicht selten verstärken sich ungesunde Alltagsgewohnheiten noch gegenseitig. So wirkt sich der falsch positionierte Bildschirm des Computers auf den Nacken ebenso negativ aus wie eine übermäßige Nutzung des Smartphones. Und wenn beides zusammenkommt, potenzieren sich die Probleme.

EXKURS: DER HANDYDAUMEN

Aber nicht nur der Nacken leidet oftmals massiv unter der übertriebenen Nutzung eines Handys. Auch der Daumen ist in ständiger Gefahr. Ein Hauptproblem ist, dass unsere Smartphones immer größer und schwerer werden.

Die Belastung durch das Handy tritt in aller Regel einseitig auf. Es sei denn, Sie halten das Smartphone quer oder legen es beim Tippen auf den Tisch. Doch ich kenne leider niemanden, der das regelmäßig macht.

FACT

Ganz schön schwer

Das aktuell weit verbreitete Smartphone »iPhone 16 Pro Max« wiegt 227 Gramm. Je nach Material kommen noch einmal circa 60 Gramm für die Hülle hinzu. Eine durchschnittliche Hand bringt etwas über 300 Gramm auf die Waage. Dieser Vergleich zeigt: Ein Smartphone schafft es im Handumdrehen, die Gewichtsbelastung am Ende unseres Arms nahezu zu verdoppeln. Und ich muss Ihnen vermutlich nicht sagen, dass zusätzliches Gewicht immer Probleme schafft – nicht nur an der Hüfte.

Generell ist aus meiner Sicht die Größe des Smartphones noch problematischer als das Gewicht. Das Halten eines Handys führt zu einer beinahe unnatürlichen Drehung der Hand, die sich oftmals bis in die Schulter oder den Nacken auswirkt. Unmittelbar an der Hand treten die Probleme besonders häufig am Daumen auf. Durch die Bewegung auf dem Touchscreen ist das Daumensattelgelenk oft und lange extrem angespannt. Der heutige menschliche Daumen kann sich zwar flexibler bewegen als die Daumen unserer frühen Vorfahren. Was er aber nicht kann, ist, von oben einzugreifen, was bei der Benutzung des Smartphones eigentlich sinnvoller wäre. Der Gegengriff, der den Daumen so besonders macht, nutzt uns bei der Bedienung eines Telefons gar nichts. Für die Benutzung eines Schreibgerätes hingegen ist er perfekt. Und wieder einmal sehen wir: Unser Körper ist nicht auf der Höhe der Zeit!

Der Daumen – angespannt und verdreht

Was bedeutet das? Wir zwingen unseren Daumen, wenn wir bei Instagram, Facebook oder WhatsApp unterwegs sind, immer in ein unfreiwilliges Drehmanöver, das anatomisch nicht vorgesehen ist. Zudem benutzen wir nicht die Daumenkuppe, sondern die Innenseite des Daumens und bringen dabei das Daumensattelgelenk in eine ungünstige Position.

Sie können diese Zwangshaltung, der wir unsere Smartphone-Daumen täglich aussetzen, relativ einfach an der Anspannung der Daumenballen- und Handinnenmuskulatur feststellen. Empfehlenswert ist es, diese Muskulatur so oft wie möglich, im Idealfall täglich, zu dehnen, um die Belastung auszugleichen (siehe Übungen Seite 25).

In meine Praxis kommen zunehmend mehr Menschen mit Problematiken im Daumen, Daumensattelgelenk (*Articulatio carpometacarpalis pollicis*) und den dazugehörigen Sehnen. In aller Regel handelt es sich um eine Sehnenscheidenentzündung des Daumens (Tenosynovitis). Interessanterweise kennen viele Patienten auch schon die Ursache, weil sie Schmerzen im Daumen mit längerer Benutzung ihres Smartphones in Verbindung bringen. Es wird also durchaus gesehen, dass man selbst für seine Schmerzen verantwortlich sein kann.

Die Entzündungen und Verkürzungen können wir medikamentös und mit Physiotherapie behandeln. Was dauerhaft hilft, ist in aller Regel aber nur Abstinenz und eine Änderung des Nutzungsverhaltens:

- Nutzen Sie, sooft es geht, die Diktierfunktion Ihres Handys.
- Verschicken Sie Sprach- statt Textnachrichten.
- Reduzieren Sie die tägliche Nutzungszeit Ihres Smartphones. Ihr Augenarzt wird es Ihnen ebenfalls danken.
- Legen Sie das Smartphone bei der Benutzung auf den Tisch. Nehmen Sie, wenn das nicht geht, zumindest beide Hände für die Bedienung

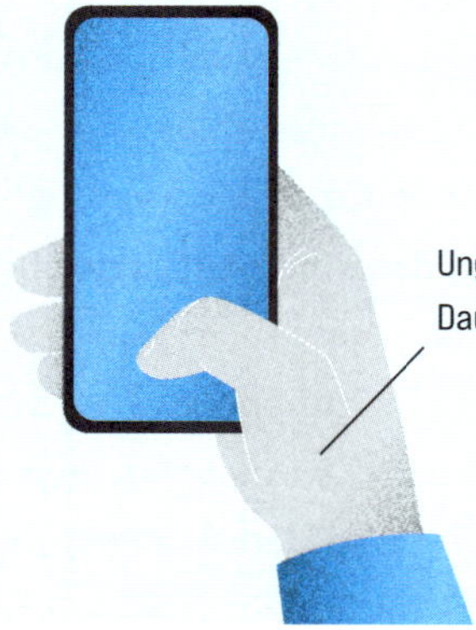

ÜBUNGEN FÜR DAUMEN UND HAND

Ideal, um Daumenballen- und Handinnenmuskulatur zwischendurch zu entspannen und zu dehnen, ist unter anderem die »Handspreizung«: Halten Sie dafür die Hände mit geschlossenen Fingern vor sich und spreizen Sie dann alle Finger so weit wie möglich auseinander. Auch »Das O« (siehe Seite 133) unterstützt die Handmuskulatur optimal. Diese kleine Gymnastik für die Hände können Sie immer und überall ganz einfach in Ihren Alltag einbauen. Ihrem Daumen kommt folgende Übung besonders zugute:

DER SCHEIBENWISCHER

1. Halten Sie die Hände mit abgespreizten Daumen so vor sich, dass Sie Ihre Handflächen sehen. Die anderen Finger sind geschlossen.
2. Führen Sie nun die Daumen jeder Hand vorsichtig in Richtung kleiner Finger. Halten Sie die Position kurz und bringen Sie die Daumen dann zurück in die abgespreizte Ausgangsposition.

1

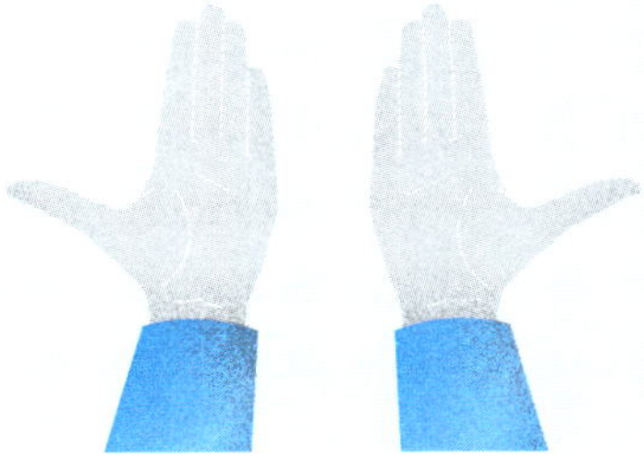

2

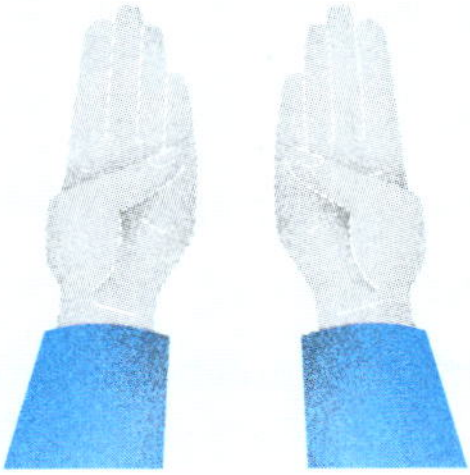

Keine Frage des Alters

Zurück zum Nacken. Handynacken treten altersunabhängig auf. Und wir können auch nicht davon ausgehen, dass sich Menschen, die schon in jungen Jahren viel Zeit am Handy verbringen, an die Belastung gewöhnen. Das ist beispielsweise beim Läuferknie (siehe Seite 56) völlig anders. Den Oberkörper aber kann man nicht darauf trainieren, den Kopf möglichst lange unten zu halten, denn die Natur hat das Gegenteil vorgesehen.

Natürlich kommen im Laufe des Lebens Abnutzungserscheinungen hinzu. Ältere Menschen sind anfälliger für bestimmte Beschwerden, das lässt sich nicht verleugnen. Das System der Wirbelsäule wird mit den Jahren unelastischer, die Gelenke unterliegen degenerativen Veränderungen. Dadurch sind die mit dem Handynacken verbundenen Probleme bei Älteren möglicherweise etwas stärker und machen die Behandlung insgesamt komplexer. Mir begegnen jedoch in der Sprechstunde junge und alte Menschen gleichermaßen. Und erstaunlicherweise kommt es in den Anamnesegesprächen recht häufig vor, dass die Betroffenen selbst ihr Handy bereits als Ursache ihrer Probleme identifiziert haben.

Weitreichende Folgen

Bleibt ein Handynacken unbehandelt, können sich die Beschwerden, wie bereits erwähnt, im schlimmsten Fall über den ganzen Rücken bis in die Lendenwirbelsäule ausdehnen. Ein Handynacken löst außerdem Kopfschmerzen, Schulterschmerzen und Verspannungen der Brustwirbelsäule aus. Er kann auch für einen fehlhaltungsbedingten Schwindel verantwortlich sein, weil bestimmte Nervengruppen zu sehr gereizt werden.

SELBSTTEST – DROHT MIR EIN HANDYNACKEN?

Wenn Sie sich nun fragen, ob Sie von einem Handynacken bereits betroffen sein könnten oder ob Ihnen einer droht, lässt sich sagen: Der Nacken zeigt es Ihnen in aller Regel selbst, wenn sich Probleme anbahnen. Und Sie können lernen, diese Signale zu sehen und zu verstehen. Das geht ganz einfach: Betrachten Sie sich von der Seite oder lassen Sie sich – noch besser – von der Seite fotografieren. Wenn der hinterste Punkt Ihres Kopfes Ihren Rücken um ein paar Zentimeter überragt, ist das ideal und Sie haben ganz sicher keinen Handynacken. Je mehr der Kopf sich jedoch im Profil betrachtet nach vorn und unten schiebt, desto wahrscheinlicher ist es, dass Sie bereits an Symptomen des Handynackens leiden. Leider sehe ich das Idealbild im Alltag – privat und beruflich – immer seltener.

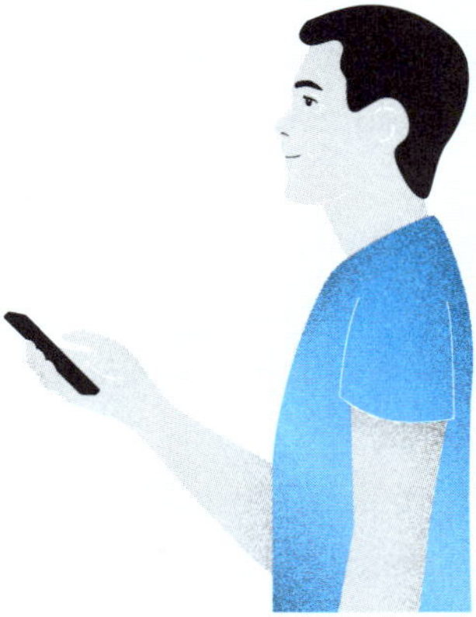

Optimale Nackenhaltung

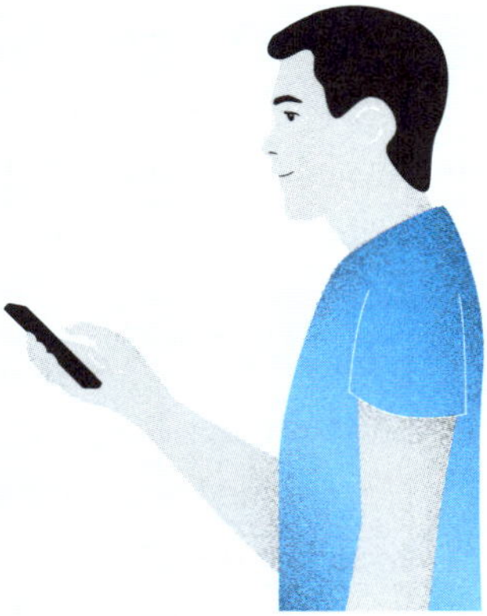

Handynacken

Die richtige Behandlung und Vorbeugung

Gute Ärzte werden Sie bei Verdacht auf einen Handynacken ausführlich untersuchen, um Wirbelsäulenschäden auszuschließen. Möglicherweise kommt auch eine bildgebende Diagnostik wie eine Kernspintomografie in Betracht. Wenn ein Reizzustand vorliegt, wird ein Handynacken gelegentlich auch medikamentös behandelt. Es ist übrigens ein Missverständnis zu glauben, dass Entzündungen immer durch Bakterien ausgelöst werden. Überlastungen können ebenfalls ein Auslöser sein.

Es kann, und das stimmt mich optimistisch, zu Beginn der Symptome ausreichen, mit Physiotherapie und einer Änderung der Alltagsgewohnheiten zu arbeiten. Ich möchte Ihnen deshalb helfen, rechtzeitig gegenzusteuern. Und zwar nicht nur, indem ich Ihnen rate, das Handy weniger zu nutzen. Ich möchte Sie – bevor wir am Ende dieses Kapitels zu ganz konkreten Übungen für Ihren Nacken kommen – zunächst ermutigen, mit dem Handy zwischendurch nackenfreundlicher umzugehen:

- Nutzen Sie Ihr Handy bewusst weniger.
- Nutzen Sie das Handy, wenn Sie können, auch mal im Liegen.
- Nutzen Sie Ihr Handy, wenn Sie am Schreibtisch sitzen, öfters auch in aufrechter Position. Das heißt, stellen sie es senkrecht so vor sich auf, dass die Position Ihres Smartphones Ihrer Blickachse entspricht.
- Nutzen Sie Ihr Handy gegebenenfalls mit größerer Schrift. Je weiter das Handy vom Körper entfernt ist und je gerader und ausgestreckter die Arme somit sind, umso besser für Ihren Nacken.

- Nutzen Sie, wenn es gar nicht anders geht, für bestimmte Aktivitäten lieber ein Tablet. Denn: Wir halten das Tablet meist anders als das Smartphone und würden es auch nicht ständig beim Gehen benutzen.

Umkehr ist möglich

Aber auch wenn Sie schon von einem Handynacken betroffen sein sollten, ist die gute Nachricht: Er lässt sich mit einem gewissen Maß an Aufmerksamkeit dem eigenen Körper gegenüber und mit konsequentem Training verhindern beziehungsweise heilen. Selbst wenn Sie Ihre tägliche Smartphone-Zeit nicht reduzieren können oder wollen, kann begleitendes Training Besserung bringen. Denn wir können den Nacken durchaus belasten, wir müssen ihn dann aber auch entsprechend fördern.

Bevor wir die Muskulatur stärken, müssen wir sie und die Bänder zunächst in einen Zustand bringen, in dem sie für Stärkung empfänglich sind. Bei manchen Dehnungen der nun folgenden Übungen werden Sie vielleicht im Nacken ein Knistern oder Knacken wahrnehmen. Aber keine Sorge, Sie können sich diesen Grundsatz merken: Geräuschphänomene sind keine Sirene des Körpers. Wenn sie nicht schmerzen oder zu einer Blockade führen, ist das Knirschen und Knacken aus orthopädischer Sicht bedenkenlos.

DIE SEITLICHE KINNDREHUNG

1. Setzen Sie sich aufrecht auf einen stabilen Stuhl. Entspannen Sie sich und atmen Sie tief durch.
2. Drehen Sie nun Ihr Kinn so weit wie möglich nach rechts in Richtung Ihrer Schulter. Halten Sie das Kinn fünf Sekunden über der Schulter. Atmen Sie dabei tief ein und aus.
3. Drehen Sie den Kopf langsam wieder zurück in die Ausgangsposition und atmen Sie erneut bewusst tief ein und aus.
4. Drehen Sie Ihr Kinn nun auf die linke Seite. Verharren Sie dort ebenfalls fünf Sekunden und atmen Sie tief ein und aus.
5. Kehren Sie langsam wieder zurück in die Ausgangsposition.

WIEDERHOLUNG

+ Wiederholen Sie die Übung in jede Richtung fünfmal.

Es kann sein, dass Sie Ihr Kinn besser in die eine Richtung drehen können als in die andere. Das ist nicht schlimm und wird sich mit der Zeit wieder angleichen.

Bei der Übung darf es im Hals ruhig ein bisschen ziehen. Gehen Sie aber niemals über den Schmerzpunkt hinaus.

2

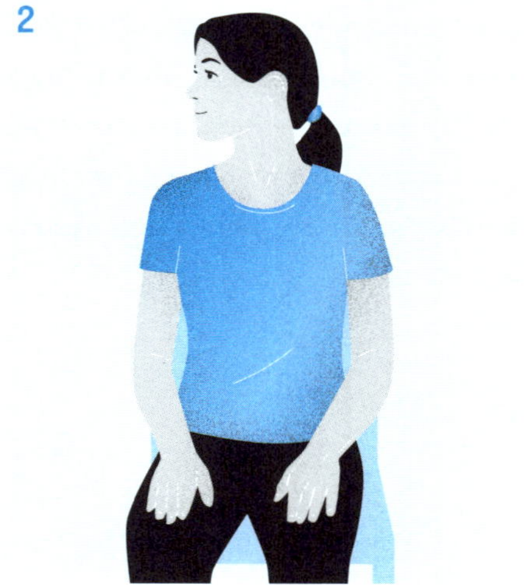

DER BLICK IN DEN HIMMEL

1. Setzen Sie sich aufrecht auf einen stabilen Stuhl, ohne sich anzulehnen. Atmen Sie einmal tief durch.
2. Lassen Sie nun den Kopf so weit wie möglich nach hinten fallen und versuchen Sie dabei, den Himmel (oder die Decke) zu sehen. Atmen Sie tief und gleichmäßig weiter: durch die Nase ein, durch den Mund aus. Versuchen Sie, diese Position zehn Sekunden lang zu halten.
3. Kehren Sie in die Ausgangsposition zurück.

WIEDERHOLUNG

+ Machen Sie drei Durchgänge. Versuchen Sie, diese Übung fünfmal pro Tag zu wiederholen.

Sie können diese Übung überall und auch im Stehen durchführen, egal, ob Sie gerade auf die U-Bahn warten, im Café oder auf der Toilette sind. Wahrscheinlich ist, dass Ihre vordere Halsmuskulatur etwas zieht. Es darf aber auch im hinteren Bereich eine Anstrengung zu spüren sein. Möglicherweise wird Ihnen am Anfang bei dieser Übung etwas schwindelig, das ist nicht schlimm. Wählen Sie dann aber besser die sitzende Variante.

2

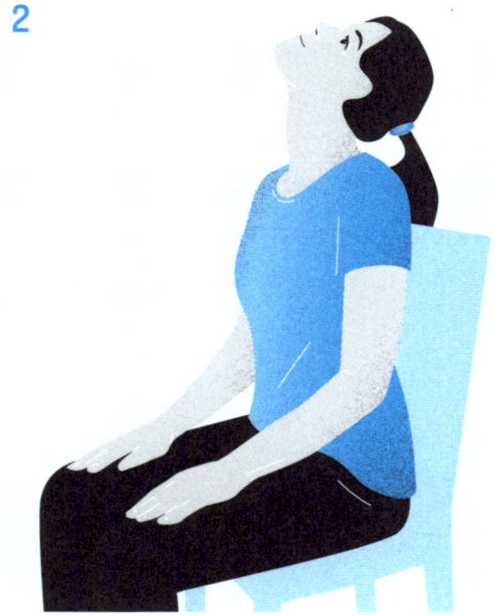

NACKENDEHNUNG MIT 90-GRAD-HAND

1. Stellen Sie sich aufrecht hin, die Füße stehen hüftbreit auseinander. Die Arme hängen seitlich am Körper herunter. Achten Sie darauf, dass Sie gerade stehen und Ihr Blick nach vorn gerichtet ist.
2. Winkeln Sie die rechte Hand um 90 Grad an, sodass die Handfläche nach unten zeigt.
3. Bewegen Sie nun den Kopf sehr langsam, nicht ruckartig, in Richtung Ihrer linken Schulter. Halten Sie diese Position zehn Sekunden. Atmen Sie gleichmäßig. Spüren Sie die Dehnung im Arm und in der seitlichen Halsmuskulatur.
4. Kehren Sie langsam in die Ausgangsposition zurück.
5. Wiederholen Sie die Übung mit dem linken Arm und in die andere Richtung.

WIEDERHOLUNG

+ Machen Sie auf jeder Seite drei Wiederholungen.

Die hochgezogene Position der Hand spielt bei dieser Übung eine wichtige Rolle, weil so der gesamte Faszienstrang im Arm gedehnt wird.

3

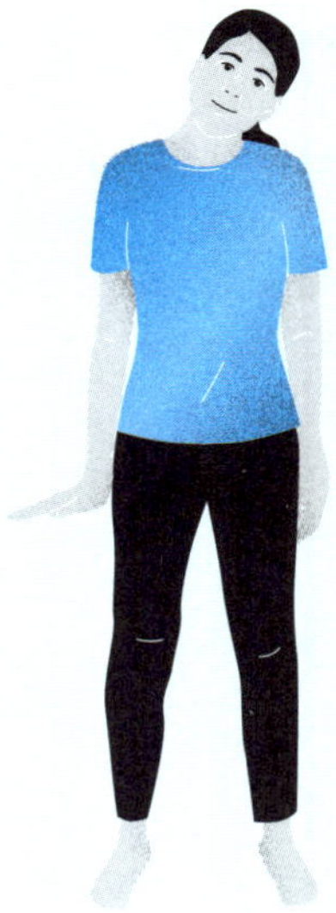

ISOMETRISCHE NACKENSTÄRKUNG

1. Stellen Sie sich mit dem Rücken an eine stabile Wand. Achten Sie darauf, dass Ihre Füße hüftbreit auseinander stehen, die Zehen nach vorn zeigen und die Fersen die Wand berühren.
2. Berühren Sie nun mit dem Hinterkopf bewusst die Wand. Bauen Sie dabei für sechs Sekunden einen maximalen Druck auf.
3. Entspannen Sie sich anschließend zwanzig Sekunden und beginnen Sie von vorn.

WIEDERHOLUNG

+ Wiederholen Sie die Übung dreimal.

Diese Übung stärkt die Nackenmuskulatur. Sie wird ohne Bewegung, nur mit Kraft ausgeführt.

2

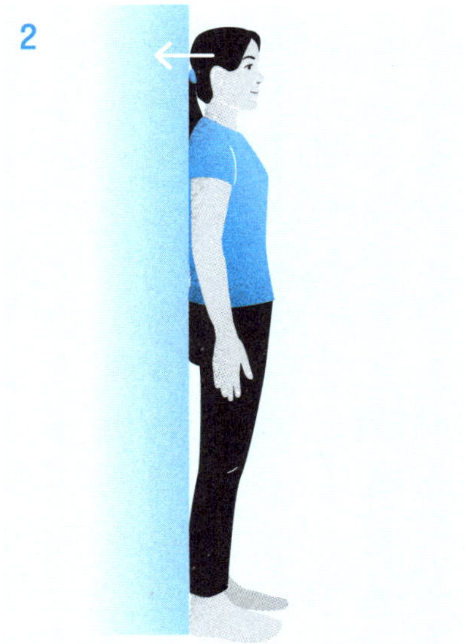

DIE FROZEN SHOULDER

»Liebesentzug
toleriert die Schulter
von allen
unseren Gelenken
am wenigsten.«

ACHTLOSIGKEIT WIRD BESTRAFT

Es gibt Erkenntnisse, die wehtun. Die folgende ist so eine: Wenn die Schulter Probleme macht (und nicht selten sind es sogar beide Schultern), sind wir daran meistens selbst schuld. Warum das so ist, werden Sie sich jetzt vielleicht fragen. Denn Sie betreiben ja gar keine für die Schultergelenke belastende Sportart wie Handball, Sie haben keine Arthrose und kein Rheuma und hatten auch keinen folgenreichen Sturz oder Unfall. Unter einer angeborenen Fehlstellung der Schultergelenke oder einer anderen degenerativen Erkrankung leiden Sie ebenfalls nicht.

Warum also treten trotzdem immer wieder Schmerzen auf? Schmerzen, die Sie nachts nicht schlafen und tagsüber nicht unbeschwert leben lassen. Nun, die Antwort ist recht simpel: Weil wir unsere Schultern nur allzu oft vernachlässigen, langweilen, einseitig belasten oder sie einfach komplett ignorieren.

Dabei wäre es so einfach. Verzeihen Sie mir dieses Wortspiel, aber sehr viele Schulterprobleme ließen sich, wenn sie sich bereits angekündigt haben, relativ einfach schultern – und direkt lösen. Ich beneide deshalb meine Kolleginnen und Kollegen aus den Zahnarztpraxen um die Akzeptanz der Prophylaxe. Wir haben gelernt, dass es normal ist, einmal, besser noch zweimal im Jahr eine professionelle Zahnreinigung zu machen, um mögliche Probleme bereits im Ansatz zu erkennen. Hätten wir in der Orthopädie ein ähnliches System, könnte uns viel Arbeit erspart bleiben und unsere Patientinnen und Patienten hätten weniger Beschwerden.

Empfindliche Bewegungskünstler

Aber lassen Sie uns zunächst darauf schauen, wie die Schulter tickt. Die Schulter ist ein wahrer Star des Körpers. Ich weiß, das klingt etwas weit hergeholt, aber stellen Sie sich einmal vor, Ihr Körper wäre so etwas wie eine Filmcrew in Hollywood. Die Schulter wäre dann eine Mischung aus Taylor Swift, Brad Pitt, George Clooney, Julia Roberts und Margot Robbie in Personalunion: Sie hätte die größte denkbare Strahlkraft. Warum das so ist? Das Schultergelenk ist das einzige Gelenk des Körpers, das mühelos alle Bewegungsachsen im Raum bedienen kann, es kann sich quasi dreidimensional bewegen.

Die Schultern sind jedoch nicht nur die beweglichsten Gelenke des Körpers – sie zählen auch zu den kompliziertesten. In der Schulter treffen nämlich drei Knochen aufeinander: das Schlüsselbein (*Clavicula*), das Schulterblatt (*Scapula*) und der Oberarmknochen (*Humerus*). Hinzu kommen fast ein Dutzend Muskeln, Sehnen und Bänder. Ihr harmonisches Miteinander ermöglicht die eben beschriebene, einzigartige Bewegungsfähigkeit.

Die gute Beweglichkeit der Schulter wird fast ausschließlich über die Haltemechanismen der sogenannten Rotatorenmanschette gewährleistet. Sie setzt sich aus vier Sehnen zusammen, deren Namen ich Ihnen an dieser Stelle erspare. Die dazugehörigen Muskeln entspringen am Schulterblatt und vereinigen sich am Oberarmkopf. Die Sehnenmanschette stabilisiert den Oberarmkopf in der Schultergelenkpfanne und bewegt somit den Oberarm in Relation zum Schulterblatt. Wenn dieser sehr komplizierte Ablauf gestört ist, können die dadurch entstehenden Schmerzen bis in den Nacken oder sogar bis in die Hände ausstrahlen. Nicht selten lassen sich, wenn bereits regelmäßig Schmerzen auftreten, auch Entzündungen feststellen.

Wichtige Begleiter im täglichen Leben

Doch wofür brauchen wir die Schultern und ihre sehr spezifischen Bewegungsmöglichkeiten eigentlich so dringend? Nun, wir brauchen zwar nicht zwangsläufig besonders starke Schultern. Jedenfalls nicht, wenn wir keine gesteigerten sportlichen Ambitionen haben. Aber die Schultern sind unerlässlich, wenn wir im Alltag unsere Arme bewegen wollen. Sie verbinden die Arme mit dem Rumpf. Und ganz konkret sorgen die Schultergelenke dafür, dass wir unsere Arme in drei Richtungen abspreizen, nach oben strecken und in zwei Richtungen – nach innen und nach außen – rotieren können. Auch wenn wir sie nicht unbedingt zum Überleben brauchen, sind breite (gleich starke!) Schultern aber prinzipiell eine gute Sache – nicht nur fürs Auge. Denn eine starke Schultermuskulatur schützt das Gelenk und hält den reibungslosen Betrieb aufrecht. Wenn die Schultergelenke hingegen nicht mehr einwandfrei funktionieren, können wir uns beispielsweise nicht mehr die Haare kämmen und ebenso wenig den Löffel zum Mund führen. Auch können wir die gesamte Rückseite unseres Körpers praktisch nicht mehr erreichen.

Unterforderung schafft Ärger

Aber warum machen die Schultern immer mehr Menschen Probleme? Unser Berufsalltag zwingt uns zu oft zum Sitzen, wir verbringen zunehmend Zeit mit unseren Mobiltelefonen und die Arbeiten des täglichen Lebens haben sich auf den vorderen Bereich des Körpers reduziert, sodass wir die Schultern eigentlich kaum noch in der Gesamtheit ihrer Bewegungsmöglichkeiten einsetzen. Und dieser Verlust von Bewegung, die Verkleinerung des Bewegungsradius ist immer auch ein Stück Verlust der Lebensqualität.

Halten wir also fest: Alle Tätigkeiten, die wir im Sitzen ausführen, im Büro oder im Homeoffice, fordern die Schultern nicht ausreichend, um gesund und schmerzfrei zu bleiben. Auf einer Skala von eins (selten) bis zehn (häufig) liegen Menschen mit Schulterproblemen in meiner Praxis mittlerweile bereits im Mittelfeld. Tendenz steigend. Ich behandle täglich Patienten und Patientinnen aus allen Altersgruppen, allen gesellschaftlichen Schichten, unsportliche Zeitgenossen ebenso wie Spitzensportler wegen ihrer Schulterschmerzen.

Falsche Belastung

Zu dem bereits angesprochenen Bewegungsmangel der Schultern kommt erschwerend hinzu, dass wir die Schultern oftmals nicht gleichmäßig belasten. So werden schwere Umhängetaschen fast immer nur auf einer Seite getragen, sodass die Träger sich an eine dauerhafte Fehlhaltung gewöhnen – mit zahlreichen negativen Folgen. Aus orthopädischer Perspektive bin ich froh, dass der Rucksack sein Comeback in der Modewelt feiert.

Ist die Matratze schuld?

Wo wir gerade bei Schulterschmerzen sind: Gestatten Sie mir einen kurzen Exkurs ins Schlafzimmer. Viele Menschen denken ja, auch die Matratze beeinflusse ihre Schultergesundheit. Ich glaube jedoch, dass eine gesunde Schulter eine schlechte Matratze lange tolerieren kann. Wenn die Schulter allerdings bereits Probleme hat, können wir fast automatisch auch schlechter schlafen, weil der Schmerz uns immer wieder wach werden lässt. Erst dann kommen wir ins Grübeln und fragen uns, ob eine neue Matratze vielleicht die Lösung aller Probleme sein könnte. Nicht selten wundern wir uns allerdings nach den ersten paar Nächten, dass sie es doch nicht ist. Ja, ich räume ein, der Seitenschläfer ist generell gefährdeter, weil der Druck auf die Schulter steigt, wenn man auf der Seite liegt. Bei einer gesunden Schulter ist dieser Druck aber völlig unproblematisch.

FACT

Die Schulter behält ihr Problem nicht lange für sich

Der Allergologe spricht vom Etagenwechsel, wenn der Heuschnupfen allmählich von der Nase in die Lunge wandert. So ähnlich kann es Ihren Gelenken auch ergehen: Erst haben Sie ein Problem an der Schulter, dann tritt es auch am mittleren Rücken auf und schließlich in der Lendenwirbelsäule und der Hüfte. Wir Fachleute bezeichnen die Bewegungsfähigkeit der Gelenke als Range of Motion. Ziel einer Therapie ist es (neben der Linderung von Schmerzen) also immer, die Range of Motion im gesamten Körper zu erhalten und möglichst zu erhöhen.

Entwicklung von Schulterproblemen

Ganz allgemein gesprochen verlaufen die meisten Erkrankungen der Schultergelenke sehr ähnlich. Dabei unterscheiden wir folgende Stufen:

- **Stufe 1:** Patienten der Kategorie 1 haben hin und wieder Schmerzen im Bereich der Schulter, allerdings ist die Beweglichkeit und Funktionsfähigkeit der Schulter unvermindert erhalten.
- **Stufe 2:** Auch Patienten der Kategorie 2 haben hin und wieder Schmerzen im Bereich der Schulter. Zusätzlich ist ihre Beweglichkeit eingeschränkt. Zunächst wenig, dann zunehmend.
- **Stufe 3:** Patienten der Kategorie 3 leiden schließlich unter nahezu permanenten Schulterschmerzen, sind in ihrer Bewegung eingeschränkt und kämpfen außerdem mit einer Beeinträchtigung des nächtlichen Schlafs. Denn durch die Reizung des entzündeten Gewebes, zu der es kommt, wenn man auf der betroffenen Schulter liegt, treten immer wieder Schmerzspitzen auf, die den Schlaf unterbrechen oder sogar unmöglich machen

Was die in Stufe 2 und Stufe 3 erwähnten Beweglichkeitseinschränkungen betrifft, gilt: Jede Richtung kann beeinträchtigt sein. Also die Bewegung nach vorn oder hinten, zur Seite sowie die Drehungen nach innen und nach außen.

DER SCHULTER-SCHNELLTEST

1. Stellen Sie sich mit dem Rücken an eine Wand. Achten Sie darauf, dass Ihre Fersen an der Fußleiste anliegen und Ihr Hinterkopf die Wand berührt. Lassen Sie Ihre Arme seitlich am Körper herunterhängen.
2. Heben Sie die Arme nach vorn und winkeln Sie die Unterarme um 90 Grad an. Die Handflächen zeigen nach innen.
3. Führen Sie nun ihre Arme vorsichtig soweit wie möglich Richtung Wand.

Dieser Test überprüft die Außendrehung der Schultern, die häufig zuerst eingeschränkt ist. Wenn Sie diese Bewegung nicht sauber ausführen können, rate ich Ihnen, eine Praxis für Orthopädie oder Physiotherapie aufzusuchen.

2

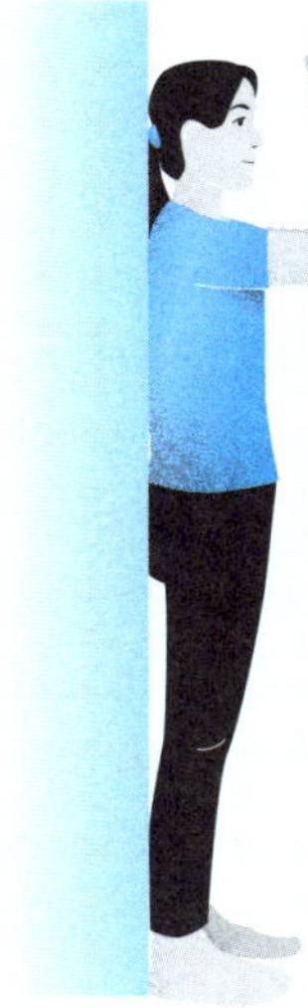

3

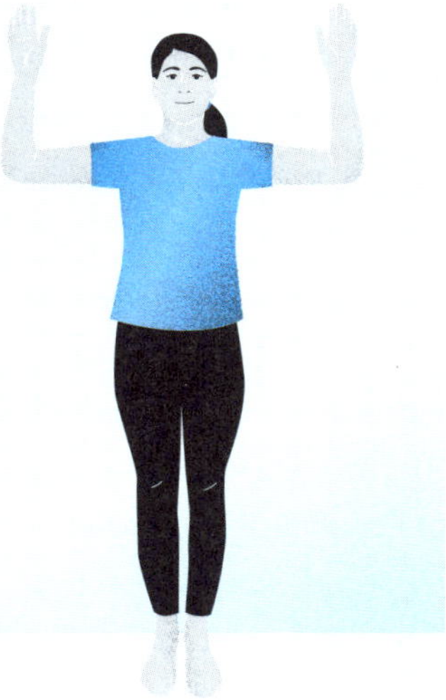

Erkrankungen der Schulter

Männer und Frauen sind üblicherweise gleich häufig von Schultererkrankungen betroffen. Eine hauchdünne Mehrheit sehe ich bei den Männern, wohl weil viele in ihrer Jugend Risikosportarten betreiben. Wenn ich Ihnen aus meinem Alltag in der Praxis die fünf häufigsten Erkrankungen der Schulter aufzählen sollte, dann sind es derzeit unangefochten folgende:

- Schultereckgelenkarthrose (Omarthrose)
- Kalkschulter (Tendinosis calcarea)
- Impingement-Syndrom (Einengung der Sehne unter dem Schulterdach)
- Bizepssehnenentzündung (Tendinopathie)
- Rotatorenmanschettenriss

Entzündungen und Verschleiß

Die häufigsten Erkrankungen der Schulter gehen einher mit Entzündungen und Verschleiß. Allerdings – und das ist vielleicht überraschend für Sie – finden wir die meisten Probleme nicht ausschließlich in den knöchernen Strukturen, sondern auch in den Weichteil-Bereichen. Verschleiß ist natürlich auch eine Alterserscheinung. Diese Art der Schulterprobleme treten jenseits der 50 häufiger auf als um die 20. Allerdings begegnen mir mittlerweile auch immer mehr jüngere Patientinnen und Patienten mit Verschleißerscheinungen an ihren Schultergelenken. Alarmierend ist: Viele von ihnen sind keine passionierten Handballer oder Speerwerfer, sie haben ihre Schultern also nicht im Übermaß strapaziert. Egal, ob die Betroffenen jung oder schon älter sind: Fast immer haben Schultererkrankungen zur Folge, dass wir die Schultern noch weniger bewegen. Und genau das führt dann leider schnell dazu, dass die Strukturen verkleben – und die Schulter steif wird, sozusagen einfriert: Wir haben eine *Frozen Schoulder.*

Wenn wir uns hingegen unser Leben lang gut um unsere Schultern kümmern, können wir viele Probleme vermeiden. Die Schulter mag jede Art von Bewegung, die ihre Rotation stärkt, also alle Drehbewegungen. Der Ansatz einer guten Therapie und eines guten Trainings sollte deshalb immer sein, die Fähigkeit zur Innen- und Außendrehung der Schulter zu stärken.

Den Schmerzpunkt beachten

Ganz wichtig ist mir, Ihnen Folgendes mit auf den Weg zu geben: Es gibt, was die Schultern betrifft, beim Training kein zu wenig und kein zu viel. Achten Sie auf Ihren Körper. Wenn Ihnen Ihr Training gut bekommt, können Sie es so oft absolvieren, wie Sie mögen. Wenn Sie die Bewegungen anfangs nicht sauber ausführen können, gehen Sie immer nur bis an den Schmerzpunkt, aber niemals darüber. Sie werden schnell Fortschritte feststellen. Wenn Sie die Übungen auf den folgenden Seiten ein paarmal in der Woche machen, werden Sie und Ihre Schulter entweder gar nicht erst in einer Arztpraxis landen oder Sie werden zumindest eine deutliche Besserung Ihrer Beschwerden spüren.

DER SCHÜRZENGRIFF

1. Stehen Sie entspannt mit hüftbreit geöffneten Füßen und lassen Sie Ihre Arme locker am Körper hängen.
2. Legen Sie nun Ihre beide Handrücken an den unteren Rücken, und zwar ungefähr an die Stelle, wo normalerweise eine Schürze zugebunden wird. Halten Sie diese Position mindestens zwanzig Sekunden lang. Atmen Sie tief ein und aus und konzentrieren Sie sich dabei auf die leichte Dehnung, die Sie im Bereich der Schultern spüren.
3. Führen Sie die Arme langsam in die Ausgangsposition zurück.

WIEDERHOLUNG

+ Wiederholen Sie die Übung dreimal.

Der Schürzengriff ist ein Test, der in der Orthopädie hilft, mögliche Einschränkungen der Beweglichkeit in den Schultergelenken einzuschätzen. Zu Hause unterstützt er Sie dabei, den Bewegungsapparat der Schulter geschmeidig zu halten.

2

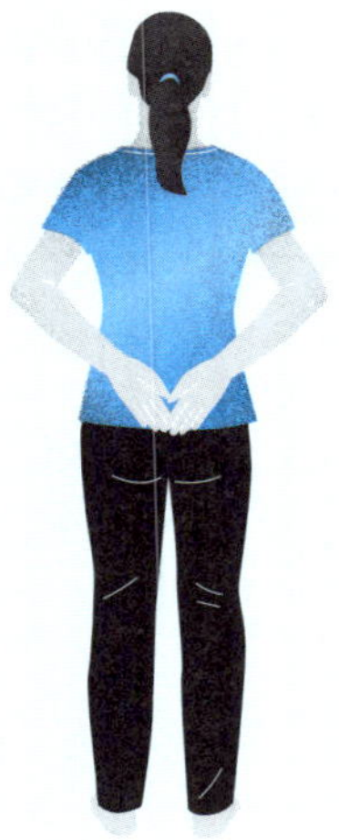

TIPP Sie können diese Übung auch im Liegen durchführen. Wichtig ist dann, dass die Ellenbogen immer Kontakt zum Untergrund haben.

DIE FRONTALE ARMSTRECKUNG

1. Stehen Sie entspannt mit hüftbreit geöffneten Füßen und lassen Sie Ihre Arme locker am Körper hängen. Die Handflächen berühren die Seiten Ihrer Oberschenkel.
2. Führen Sie nun Ihre ausgestreckten Arme über vorn deutlich über 90 Grad in die Höhe, am besten bis ganz nach oben. Die Innenseiten der Oberarme befinden sich im Idealfall neben den Ohren. Die Fingerspitzen zeigen nach oben. Verweilen Sie in dieser Position so lange wie möglich, mindestens aber fünfzehn Sekunden. Atmen Sie dabei möglichst tief und gleichmäßig durch die Nase ein und durch den Mund aus.
3. Führen Sie die Arme anschließend langsam in die Ausgangsposition zurück.

2

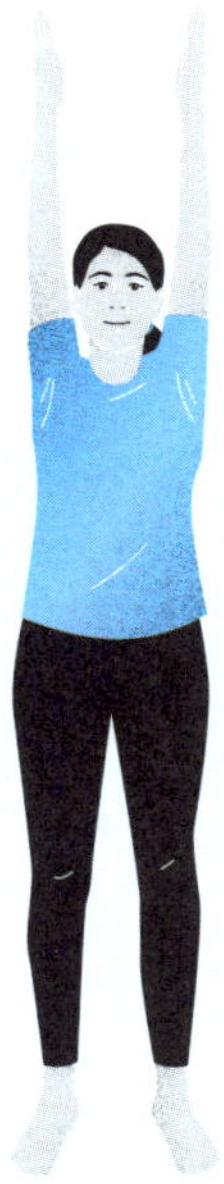

WIEDERHOLUNG

+ Wiederholen Sie die Übung dreimal.

TIPP Wenn es Ihnen leichter fällt, können Sie die Übung auch mit jedem Arm einzeln durchführen. Je weniger weit Sie die Arme nach oben führen können, desto wahrscheinlicher ist es, dass Handlungsbedarf besteht.

DIE SEITLICHE ARMSTRECKUNG

1. Stehen Sie entspannt mit hüftbreit geöffneten Füßen und lassen Sie Ihre Arme locker am Körper hängen. Die Handflächen berühren die Seiten Ihrer Oberschenkel.
2. Führen Sie nun beide Arme seitlich langsam nach oben, bis maximal zu dem Punkt, an dem sich Ihre Daumen über Ihrem Kopf treffen. Die Handflächen zeigen dabei nach vorn. Achten Sie darauf, dass Ihre Arme gestreckt bleiben. Verweilen Sie in dieser Position so lange wie möglich, mindestens aber fünfzehn Sekunden lang. Atmen Sie möglichst tief und gleichmäßig ein und wieder aus.
3. Führen Sie die Arme nun langsam in die Ausgangsposition zurück.

WIEDERHOLUNG

+ Wiederholen Sie die Übung dreimal.

TIPP

Wenn es Ihnen leichter fällt, können Sie auch diese Übung mit jedem Arm einzeln durchführen. Auch hier gilt: Je weniger weit Sie die Arme nach oben führen können, desto wahrscheinlicher ist es, dass bei Ihren Schultern Handlungsbedarf besteht.

2a

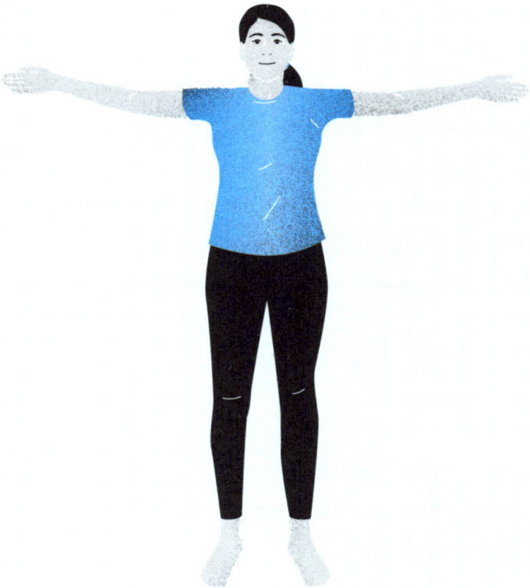

2b

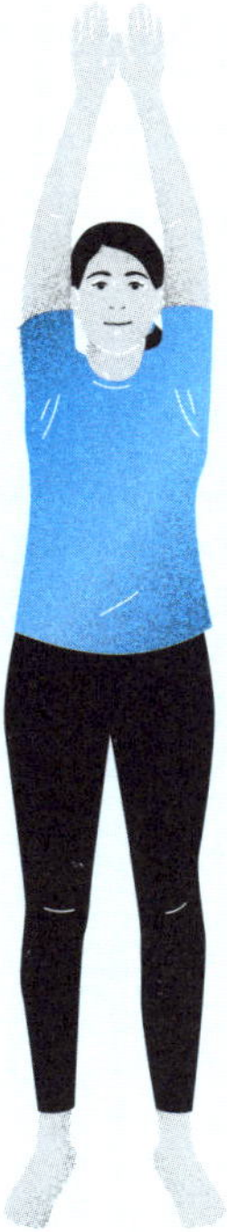

DAS TÜRKLINKEN-TRAINING

1. Setzen Sie sich auf einen Stuhl im 90-Grad-Winkel neben eine Tür. Befestigen Sie nun ein Gymnastikband an der Türklinke und am Unterarm des von der Tür abgewandten Arms. Ihr Unterarm steht im 90-Grad-Winkel zu Ihrem Oberarm und ruht auf Ihrem Bauch.
2. Öffnen Sie den Unterarm langsam von der Tür weg, bis zur maximalen Entfernung vom Bauch. Achten Sie unbedingt darauf, dass Oberarm und Ellenbogen eng am Oberkörper anliegen. Halten Sie diese Position einen Moment lang.
3. Kehren Sie langsam in die Ausgangsposition zurück.

WIEDERHOLUNG

+ Wiederholen Sie die Übung mit jedem Arm zehnmal.

Die Schulter mag grundsätzlich jede Art von Training, bei dem der Ellenbogen und der Oberarm am Oberkörper anliegen.

TIPP

Klemmen Sie während des Trainings ein dünnes Geschirrhandtuch unter Ihre Achsel. Wenn es während der Übung zu Boden fällt, liegen Oberarm und Ellenbogen nicht eng genug am Körper an. Wenn das Geschirrhandtuch an seinem Platz bleibt, machen Sie alles richtig.

1

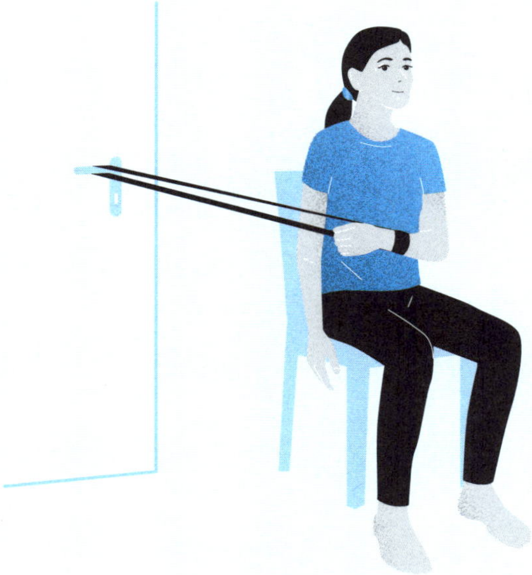

2

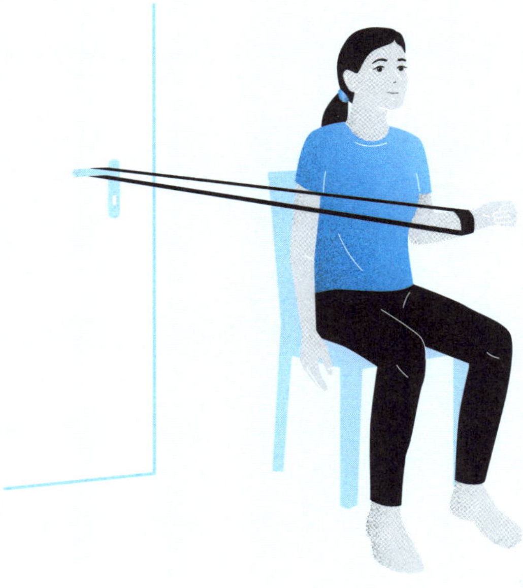

DAS LÄUFERKNIE

»Bewegungsmangel ist ein enormes Gesundheitsrisiko – und als solches durchaus vergleichbar mit Alkohol- und Zigarettenkonsum.«

WENN 10 000 SCHRITTE 9999 ZU VIEL SIND

Manchmal läuft es im Leben einfach nicht mehr rund. Und wenn Sie dann auch noch laufen wollen, egal, ob im Sportstudio, im Wald oder auf Asphalt, enden Sie womöglich früher oder später mitten in einer Einbahnstraße der Schmerzen.

Wovon ich spreche? Ich möchte Ihnen in diesem Kapitel vom sogenannten Läuferknie berichten. Wie es entsteht, wie es möglichst schnell wieder geht und – noch besser – wie es gar nicht erst in Ihr Leben tritt.

Von einem Läuferknie sind übrigens nicht die Menschen betroffen, die ganz normal über die Straße gehen – sonst hieße es ja auch Spaziergeh- oder Flanierknie. Nein, das Läuferknie tritt üblicherweise bei Menschen auf, die regelmäßig, manchmal sogar sehr oft Sport treiben, die aber meist erst im mittleren Lebensalter mit dem Laufen, also dem Joggen, begonnen haben.

Spätzünder haben das Nachsehen

Prinzipiell ist Herz-Kreislauf-Training, und dazu gehört das Joggen, eine wichtige Komponente zum Erhalt der langfristigen Gesundheit. Aber nicht selten führt zu ambitioniertes Laufen in einen Kreislauf der Schmerzen.

Das mittlere Lebensalter, über das wir im Zusammenhang mit dem Läuferknie sprechen, beginnt bereits ab dem 30. Lebensjahr. Warum so früh? Wir wissen ziemlich genau, dass sich der Körper dank Sport im Kindes- oder Jugendalter auch im späteren Leben wieder sehr gut an Belastungen anpassen kann. Selbst diejenigen, die im jungen bis mittleren Erwachsenenalter ein paar Jahre gar keinen oder nur sehr wenig Sport getrieben haben, in der Jugend aber sehr aktiv waren, können vom Erinnerungsmodus des Körpers profitieren. Was der Körper früh lernt, bleibt ihm sein Leben lang bekannt. Das funktioniert bei sportlicher Betätigung ähnlich wie beim Erlernen einer Fremdsprache.

Menschen, die hingegen erst jenseits der Jugendlichkeit und des frühen Erwachsenenlebens intensiv mit dem Laufen beginnen, haben aufgrund ihrer bereits abgeschlossenen körperlichen Entwicklung keine Chance mehr, dass sich ihr Knochengerüst und ihre Knorpelstrukturen optimal an die Belastung, die das Laufen mit sich bringt, gewöhnen können.

Frühe körperliche Aktivität ist aber kein Freifahrtschein zur Endstation Faulheit. Natürlich muss man relativierend sagen: Wer in jungen Jahren mit seinem Körper Schindluder treibt, seine Gesundheit durch Alkohol oder Drogen schädigt und plötzlich auch noch 30 Kilo oder mehr Übergewicht mit sich herumschleppt, wird später nicht in vollem Umfang vom Gesundheitsgedächtnis des Körpers profitieren.

FACT

Zu viele Kilos – teuer und ungesund

Übergewicht ist ein großes Gesundheitsrisiko. Das sehen wir Orthopäden jeden Tag und auch alle anderen medizinischen Fachrichtungen sind mit den Folgen von Übergewicht konfrontiert. Nicht umsonst gilt Adipositas, also die übermäßige Ansammlung von Körperfett, mittlerweile als chronische Erkrankung. Es gibt Studien, die davon ausgehen, dass die Kosten für die Behandlung von Krankheiten, die durch Übergewicht verursacht werden, unser Gesundheitssystem im Jahr 2035 mit 37,2 Milliarden Euro belasten werden!

Übergewicht und seine Folgen

Ich kenne Patienten, die behaupten, ihr höheres Gewicht trainiere den Körper ja auch, insofern hätten die 100 Kilo, die sie mit jedem Schritt stemmen, bestimmt auch einen positiven Effekt für ihren Körper ... Und tatsächlich ist das nicht ganz falsch: Übergewichtige Patienten haben oft eine sehr gut ausgebildete Oberschenkelmuskulatur und oft auch eine starke Wadenmuskulatur. Das ist, wenn man alle anderen Folgen des Körpergewichts außer Acht lässt, sicherlich zunächst positiv zu bewerten. Die starke Muskulatur hat aber insgesamt keinen wirklich positiven Effekt. Denn Übergewicht bedeutet eben vor allem auch, dass die Gelenke stärker belastet und dadurch anfälliger für Entzündungskrankheiten werden. Bei Übergewicht befinden sich mehr Fettzellen im Körper. Aus den Fettzellen gelangen schädliche Stoffe (zum Beispiel Tumor- und Entzündungszellen) in den Körper, wo sie an der Entstehung weiterer Probleme beteiligt sind.

Durch Übergewicht werden auch die Gefäße stärker belastet. Überschüssiges Fett, das sich in den Gefäßen anlagert, führt zu Verengungen, zur Arteriosklerose. Diese Liste ließe sich noch lange fortsetzen, aber das wäre ein anderes Buch. Ich kann Ihnen deshalb also nur empfehlen: Fangen Sie lieber heute als morgen an, Ihr Übergewicht zu reduzieren.

Das Knie – Schaltstelle der Mobilität

Zurück zum Läuferknie: Warum ist das Knie eigentlich in jedem Alter eine absolute Gefahrenzone, ein wunder Punkt des Körpers? Dafür gibt es mehrere Gründe.

Das Knie, das *Articulatio genus*, ist das mittlere Gelenk der unteren Körperachse. Es ist ein zusammengesetztes Gelenk. Über zwei Einzelteile werden der Oberschenkelknochen (*Femur*), die Kniescheibe (*Patella*) und das Schienbein (*Tibia*) miteinander verbunden. Betrachten wir den Körper im Ganzen, liegt das Knie zwischen dem Hüftgelenk (*Articulatio coxae*) und dem Sprunggelenk (*Articulatio talocruralis*), das zum Fuß führt. So weit, so gut, so unproblematisch? Eben nicht.

Die grundlegenden Anforderungen an das Knie sind Standfestigkeit und Stabilität. Wichtig dafür sind gerade Beinachsen. Wenn Sie jedoch eine Fehlstellung der Beinachsen haben, wirkt sich diese immer und am stärksten auf die Mitte Ihrer Beine aus – und genau dort befindet sich das Knie.

Die meisten Menschen haben Probleme mit ihren Beinachsen und im Laufe eines Lebens kommt es auch zu Veränderungen. Die bekanntesten (und auch häufigsten) Fehlstellungen sind die sogenannten X-Beine und O-Beine. Wenn die Beinachse nicht gerade ist, zum Beispiel wenn wir ein X-Bein entwickelt haben, dann wirkt sich dieses Achsenproblem in der Regel nicht nur auf das Knie aus, sondern äußert sich auch in Fehlstellungen der Hüfte und/oder der Füße.

FACT
X- und O-Beine

Laut einem Artikel im Deutschen Ärzteblatt aus dem Jahr 2018 leiden rund 40 Prozent aller nicht sportlich aktiven Menschen an einem *Genu varum*, haben also ein O-Bein. Bei manchen ist die Fehlstellung stärker ausgeprägt, bei anderen weniger. Was mich besonders erschreckt: In der Gruppe der Menschen, die regelmäßig Fußball spielen, sind über 73 Prozent von O-Beinen betroffen. Was aber nicht heißen soll, dass ich vom Fußballspielen abraten möchte. Zu Menschen mit X-Beinen liegen nach meiner Kenntnis keine verlässlichen Daten vor, aus Erfahrung würde ich schätzen, dass rund 20 Prozent der Menschen betroffen sind.

Verkürzungen führen zu Schmerzen

Bezogen auf das Läuferknie, sind X-Beine in ihren Auswirkungen sicherlich problematischer als O-Beine. Bei einem X-Bein verkürzen sich die muskulären Strukturen und Bänder an der für das Knie ungünstigsten Stelle, nämlich außen. Die Strukturen werden dadurch starrer. Ich denke, Sie können sich vorstellen, was das bedeutet, wenn Sie joggen wollen. Die Folgen dieser Fehlstellungen in Kombination mit einer Belastung wie dem Laufen sind fast immer Schmerzen.

Aber auch schon bevor Schmerzen auftreten, hat eine Fehlstellung bereits Folgen für das Kniegelenk: Es läuft nicht rund. Bei einer Laufbelastung wie beim Joggen muss das Knie in der Landephase, also beim Aufsetzen des Vorderfußes auf den Boden, im Vergleich zum normalen Gehen das bis zu Achtfache des Körpergewichts aushalten. Stellen Sie sich vor, ein Sack Reis, der das Achtfache Ihres Körpergewichts wiegt, fällt kurz auf Sie. Das Knie ist beim Joggen im Augenblick der Landephase also – völlig egal, ob im Wald oder auf Asphalt – besonders gefährdet. Und zwar selbst dann, wenn die Beinachsen keine Fehlstellungen aufweisen.

Beim Joggen liegt die durchschnittliche Schrittfrequenz zwischen 160 und 190 Schritten pro Minute. Für jedes Knie bedeutet dies also, dass es beim Joggen mit einer normalen Geschwindigkeit von 8 km/h zwischen 80 und 95 harte Landungen abfedern muss. Wenn Sie durchschnittlich eine Dreiviertelstunde laufen, sprechen wir pro Knie von mindestens 3600, vielleicht sogar 4275 sehr starken Erschütterungen während jeder einzelnen Sporteinheit.

Das Läuferknie – ein Klassiker

Es gibt unzählige andere Probleme, die auftreten können, wenn man mit dem Laufen beginnt, aber das Läuferknie ist leider der Klassiker. Besonders überraschend an dieser Erkrankung ist: Das Läuferknie ist nicht unbedingt ein Problem des Kniegelenks oder des Knies an sich, was man ja durchaus denken könnte, wenn man an die eben beschriebene Belastung denkt. Das Läuferknie ist vielmehr ein Problem der Umgebung des Knies, der äußeren

Hülle und der dort ansässigen stabilisierenden Strukturen. Es ist somit vor allem ein Problem der Bänder, der Schleimbeutel und der Muskelansätze. In einem Satz ausgedrückt ist das Läuferknie eine Entzündung der Ansatzstelle der zugehörigen Muskeln *(M. Bizeps femoris und M. vastus)* und des äußeren Bandes, nämlich des *Tractus iliotibialis*. Dabei handelt es sich um einen muskulären Bindegewebsstreifen, der außen am Oberschenkel verläuft, sich über das Knie fortsetzt und schließlich im oberen Bereich des Unterschenkels ansetzt.

Diese Anlage ist zuständig für die Kniebeugung. Und wenn sich diese Strukturen verkürzen, wenn sie sich verhärten und infolgedessen nicht mehr elastisch genug sind, kommt es im äußeren Kniebereich zu einer Entzündung des Schleimbeutels, einer *Bursitis* der *Bursa synovialis*, sowie der Sehnen- und Bänderansätze. Die Kombination all dieser Vorgänge macht schließlich den Schmerz aus.

Die gute Nachricht: Das Gelenk bleibt unbeschadet

Dennoch können wir optimistisch sein: Das vom Läuferknie betroffene Kniegelenk selbst bleibt trotz aller unangenehmen Symptome meist völlig intakt. Und mit diesem Wissen sowie der richtigen Prophylaxe lässt sich das Läuferknie auch ganz vermeiden.

Doch was sind nun im Einzelnen die genauen Gründe für ein Läuferknie? Wir sind in aller Regel auch hier selbst die Verursacher. So sehen Menschen, die mit dem Joggen beginnen, egal, ob Frauen oder Männer, oft nur das reine Laufen als ihren Sport an. Also die Zeit, die sie wirklich mit Laufen verbringen. Was fehlt, ist das Aufwärmen, die Vorbereitung des Körpers und der Muskulatur auf die Belastung. Und meist nicht nur das. Viele Läuferinnen und Läufer neigen auch dazu, das Dehnen und Strecken vor und nach dem Laufen zu vernachlässigen. Nicht zu unterschätzen für die Gesundheit ist auch eine Ruhephase nach dem Sport. Viele Menschen gönnen sich und ihrem Körper diese Ruhepause nicht oder nur sehr selten.

Am Anfang steht der Muskelaufbau

Und jetzt kommt das vielleicht größte Risiko beim Laufen: Menschen, die aus dem Nichts heraus mit dem Laufen beginnen, fehlt es an muskulärer Fitness. Das heißt: Wann immer wir mit dem Laufen beginnen, müssen wir auch ein spezifisches Kraftprogramm absolvieren, um die Muskulatur grundsätzlich zu stärken.

Ich würde Menschen über 30, die Anfänger sind und bisher wenig Sport getrieben haben, nicht grundsätzlich vom Laufen abraten. Aber ich würde ihnen das Laufen auch nicht pauschal als Herz-Kreislauf-Training empfehlen. Wer wirklich ernsthaft mit dem Laufen beginnen und diesen Sport möglichst lange und regelmäßig betreiben möchte, sollte sich unbedingt beraten lassen, ob der Laufsport für ihn geeignet ist oder nicht.

Nicht geeignet ist das Laufen aus meiner Sicht für Menschen, die offensichtliche Fehlstellungen der Beinachsen und der Füße aufweisen. Sollten Sie von diesen Fehlstellungen wissen und unbedingt trotzdem joggen wollen, müssen sie auf den Sport intensiv vorbereitet werden. Dafür brauchen sie Profis an ihrer Seite!

Walken als Alternative

Auch stark Übergewichtige sollten nicht joggen. Ihnen empfehle ich eher Walking oder Power-Walking. Denn: Beim Joggen wird der Bewegungsapparat – Knochen, Gelenke, Bänder, Sehnen –

von Übergewichtigen wesentlich stärker belastet als bei Normalgewichtigen. Walking oder Power-Walking hat ähnlich positive Effekte auf unser Herz-Kreislauf-System wie das klassische Lauftraining, aber die Belastung ist deutlich geringer. Walken mag bei manchen Menschen einen schlechten Ruf haben und als »Althernsport« verschrien sein. Aber, und auch das sollte man bedenken: Ein Läuferknie bekommen in der Regel weder Walker noch Power-Walker. Darüber hinaus kann es natürlich durchaus ein Ziel sein, mit reduziertem Körpergewicht von Walking auf Jogging umzusteigen.

Abgrenzung zu anderen Knie-Erkrankungen

Vielleicht werden Sie sich an dieser Stelle fragen, wie Sie das Läuferknie von einer nicht minder häufig auftretenden und nicht minder schmerzenden Kniegelenkarthrose unterscheiden können. Ich gebe zu: Wenn Sie sich in einer akuten Schmerzphase befinden, wird es für Laien wahrscheinlich gar nicht so einfach sein, die Symptome zu unterscheiden. Versuchen Sie es dennoch. Und stellen Sie sich zunächst selbst die folgenden vier W-Fragen:

- Wann tut das Knie weh?
- Wo tut die Knie weh?
- Was verändert den Schmerz?
- Wie lange tut das Knie nach der Belastung noch weh?

Anhand Ihrer Antworten können Sie erkennen, ob das Problem in den Gelenkstrukturen, also Knochen und Knorpel, liegt, oder ob das Problem die äußeren Stabilisatoren betrifft.

Anzeichen für Probleme der äußeren Stabilisatoren: Läuferknie

- Die Schmerzen treten (zum Beispiel beim Joggen) zu Beginn der Belastung auf. Diesen Schmerz nennen wir Anlaufschmerz.
- Der Schmerz lässt während des Joggens zunächst etwas nach.
- Bei längerem Joggen nimmt der Schmerz wieder zu (Belastungszeiten von über einer Stunde, wie sie bei Triathleten oft üblich sind).
- Nach der Belastung lässt der Schmerz nach. Das Knie erholt sich nach einer Pause schnell und gut.

Anzeichen für eine Erkrankung des Gelenks: Kein Läuferknie

- Der Schmerz tritt auch beim normalen Gehen auf, also bei Bewegungen, die Sie nicht an Ihre Belastungsgrenze bringen.
- Sie haben Wassereinlagerung im Kniegelenk.

Läuferknie – Was ist das für ein Schmerz?

Beim Läuferknie sind wir einem klassischen Bewegungsschmerz ausgesetzt, der relativ ziehend und scharf ist und die Bewegung regelrecht behindert. Er macht sich immer erst dann bemerkbar, wenn es eigentlich schon zu spät ist, weil wir die Strukturen falsch belastet und diese sich schließlich entzündet haben.

Ich selbst war schon betroffen und hatte das Gefühl, dass ich das Knie nicht rund in die Laufbewegung einbringen kann. Ich hatte ebenfalls den Eindruck, dass ich mein Bein nicht weit genug nach vorn ausstrecken kann. Das haben mir auch viele Patienten so oder so ähnlich geschildert.

Viele Betroffene versuchen, den Schmerz zunächst zu ignorieren. Und das Läuferknie macht es ihnen dabei leicht. Denn zu Beginn der Erkrankung tritt der Schmerz oft nur in der Anfangsphase der Belastung auf und lässt mit zunehmender Belastung nach. Warum ist das so? Durch die Belastung und die Bewegung verbessert sich die Durchblutung, sodass die Entzündung im äußeren Kniegelenk zurückgeht. Die entzündete Schleimhaut wird sozusagen wie ein Schwamm ausgewrungen. Und wenn weniger entzündete Schleimhaut in einem Bereich vorhanden ist, also auch weniger Schwellung, dann lässt der Schmerz etwas nach.

Kann das Läuferknie von selbst heilen?

Ja, das ist möglich. Aber nur, wenn nicht eine Fehlstellung oder ein muskuläres Ungleichgewicht die Ursache ist. Ein muskuläres Ungleichgewicht läge vor, wenn die Muskulatur an der Innenseite des Oberschenkels und die Muskulatur an der Außenseite des Oberschenkels nicht übereinstimmen. Auch dies ist ein häufiger Auslöser für ein Läuferknie.

Wer das Ziel hat, tatsächlich mit dem Laufen anzufangen, dem empfehle ich, vor dem Gang zum Physiotherapeuten, Sportmediziner oder Orthopäden zuerst einen Blick in den Spiegel zu werfen. Denn es gibt ein einfaches Verfahren, aus dem man sehr viel ableiten kann. Wie das funktioniert, erkläre ich Ihnen auf der folgenden Seite.

SELBSTTEST – WIE VERLAUFEN MEINE BEINACHSEN?

Stellen Sie sich in Unterwäsche bei guter Beleuchtung vor einen Spiegel. Achten Sie darauf, dass Sie geradestehen und keine Schuhe tragen. Versuchen Sie, ganz natürlich zu stehen und machen Sie nun ein Foto, auf dem Ihre kompletten Beine einschließlich der Füße zu sehen sind. Wenn Sie die Möglichkeit haben, lassen Sie das Foto alternativ von einer anderen Person machen, die Sie vor einer neutralen – am besten weißen – Wand fotografiert. In diesem Fall können Sie sich auch noch hinten fotografieren lassen. Markieren Sie nun auf dem Foto an jedem Bein in der Beinmitte den obersten Punkt des Oberschenkels und ziehen Sie von dort eine senkrechte Linie bis zum Boden. Diese Linie nennen wir Beinachse. Sie können das Foto auch ausdrucken und die Linie mit einem Lineal ziehen.

Betrachten Sie ganz genau, wo diese Senkrechte beim aufrechten Stand verläuft, und stellen Sie sich folgende Fragen:

- Befindet sich die Linie bis zum Boden in der Mitte des Beines? 1
- Ist das Bein verschoben, sodass das Kniegelenk etwas außerhalb der Line steht (O-Bein)? 2
- Ist das Bein verschoben, sodass das Kniegelenk etwas innerhalb der Line steht (X-Bein)? 3

Mit diesem einfachen Test erhalten Sie einen ersten Überblick über die Grundsituation Ihrer Beine. Wenn Sie feststellen, dass Ihre Beinachsen nicht gerade sind, sollten Sie diesen Eindruck in einem zweiten Schritt medizinisch überprüfen lassen.

Fehlstellung der Füße

Die Füße sind das Fundament der Beine und wichtige Satelliten für beide Knie. Eine Fehlstellung ist fast ein Garant für Knieprobleme. Auch eine Fehl- oder nicht optimale Fußstellung ist auf dem Foto des Tests gut zu erkennen. Knicken Sie nach innen? Oder etwas nach außen? Verhalten sich Ihre Füße unterschiedlich? Am besten notieren Sie sich alles, was Ihnen auffällt. Lassen Sie sich zudem, wenn möglich, von einer zweiten Person beim Gehen filmen, damit Sie sich anschließend selbst beobachten können. Diese Videos sind ebenfalls aufschlussreich, um die Beinachsen zu beurteilen und die Fußstellung in Bewegung zu sehen. Auch viele Fachgeschäfte für Sportbekleidung und Laufschuhe bieten solch eine Videoanalyse an. Häufig werden Sie dabei sogar in Zeitlupe beim Laufen und Joggen gefilmt.

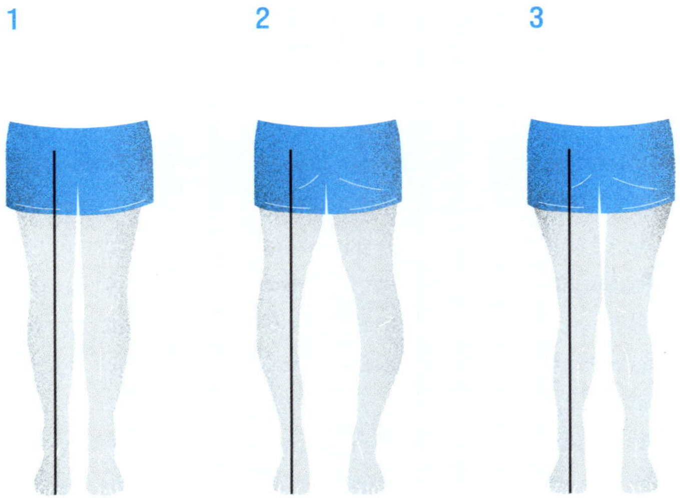

Anzeichen für ein Läuferknie

Wenn Sie bereits Schmerzen haben, werden Sie allein mit dem Foto aus dem Beinachsen-Test (siehe Seite 67) nicht feststellen können, ob Sie an einem Läuferknie leiden, oder nicht. Es sei denn, die Entzündung ist so stark, dass Ihr gesamtes Knie geschwollen ist. Sie können aber durch vorsichtiges Abtasten den Schmerz genauer lokalisieren und durch Abtasten des äußeren Oberschenkelmuskels (*musculus vastus lateralis*) feststellen, ob leichter Druck zu Schmerzen führt. Wenn das so sein sollte, ist es ein Zeichen dafür, dass der Muskel sich verkürzt hat und eine erhöhte Spannung an dem Punkt vorliegt, an dem er befestigt ist.

Wenn die Hanoi-Hocke nicht gelingt

Wer akut unter einem Läuferknie leidet, wird zudem sein Bein im Sitzen nicht gerade ausstrecken können. Ebenso wird es nicht gelingen, aus dem Stand in die tiefe Hocke zu gehen. Vielleicht kennen Sie diese breitbeinige Hocke auch als Hanoi-Hocke. Sie ist nach den vietnamesischen Straßenhändlern benannt, die oft stundenlang auf den Bürgersteigen von Hanoi hocken. Oder die Position ist Ihnen als Sumo-Kniebeuge (siehe Übung Seite 73) bekannt, weil sie an die typische Haltung der Sumo-Ringer erinnert.

Wenn Sie mit dieser Art der Kniebeuge nicht vertraut sind, empfehle ich Ihnen, sich zur Sicherheit an einem Türrahmen festzuhalten. Sie können den Test auch hinter einem stabilen Stuhl durchführen, indem Sie sich von hinten an der Sitzfläche festhalten.

Wenn Sie die Kniebeuge und das Strecken des Beins nicht ohne Schmerzen schaffen, liegt das am Muskel und der Sehnenplatte, die wir dafür brauchen. Sie erfüllen bei dieser Bewegung gleich zwei Funktionen auf einmal. Wenn das Kniegelenk circa 20 Grad gebeugt ist und dann in die Streckung gebracht werden soll, hilft der Muskel bei der Streckung. Wenn das Kniegelenk ab einem Winkel von 20 Grad hingegen weiter gebeugt werden soll, unterstützt der Muskel die Beugung. Es gibt also einen Wendepunkt, an dem der Muskel in die eine oder andere Richtung zieht. Bei einem Läuferknie gelingt das nicht ohne Schmerzen. Spätestens an diesem Punkt sollten Sie einen Arzt aufsuchen.

Die richtige Behandlung und Vorbeugung

Ein Läuferknie ist heilbar und bedeutet nicht das Ende der Laufkarriere. Es wird so gut wie immer medikamentös, also mit entzündungshemmenden Wirkstoffen behandelt. Dabei muss nicht zwingend Cortison zum Einsatz kommen. Ich habe in der Behandlung auch gute Erfahrungen mit nicht-cortisonhaltigen Präparaten gemacht.

Ebenso ist eine mechanische Therapie mit Stoßwellen oft sehr erfolgreich. Und schließlich sorgt Physiotherapie dafür, dass die Muskulatur wieder in Balance kommt. Ziel ist immer, dass die Muskeln weicher werden. Langfristig ist es ebenfalls hilfreich, die Beinachse zu korrigieren, indem man eine fehlerhafte Fußstellung ausgleicht.

Die Behandlung eines Läuferknies dauert in der Regel sechs bis acht Wochen. Die Zeit der Verletzung eines Körperteils ist immer auch die Zeit, sich um die Defizite an anderen Stellen zu kümmern. Sind die Ziele erreicht, müssen die Patienten mit einem speziellen Training beginnen, um ein erneutes Läuferknie zu vermeiden.

Gezielt trainieren – Rückfall vermeiden

Was sind die Komponenten, um nicht gleich wieder ein Läuferknie zu entwickeln? Das Ziel ist immer, die Laufkraft zu stärken. Wir werden später auf die konkreten Übungen zu sprechen kommen, hier zunächst ein kurzer Überblick.

Trainieren Sie vor allem die Oberschenkelmuskulatur. Denn beim Joggen benötigen Sie in diesem Bereich viel Kraft.

Trainieren Sie das Abspreizen der Beine, im Stehen oder im Liegen. Bei der von Aerobic-Queen Jane Fonda populär gewordenen Übung (siehe Seite 76) werden vor allem der äußere obere große und mittlere Gesäßmuskel trainiert, der *Musculus gluteus maximus* und der *Gluteus medius*, die ganz wesentlich dazu beitragen, dass das gesamte Bein nach außen stabilisiert wird und auch die Außenrotatoren des Hüftgelenks trainiert werden.

Neben der Kräftigung der Oberschenkelmuskulatur empfehle ich, wenn Sie regelmäßig joggen wollen, immer auch eine Stärkung der Rumpfmuskulatur: Die Hauptakteure hier heißen *Musculus obliquus internus abdominis* und *Musculus obliquus externus abdominis* (innerer und äußerer schräger Bauchmuskel). Es ist wichtig, immer ganzheitlich zu kräftigen. Viele Patienten, die erstmalig mit dem Lauftraining beginnen, berichten von einem Muskelkater im Bauch. Die Kräfte, die auf die Rumpfmuskulatur beim Joggen wirken, sind also nicht zu unterschätzen.

Die Übungen auf den folgenden Seiten sind ein ideales Basisprogramm, um ein Läuferknie zu vermeiden. Es genügt, wenn Sie die Übungen dreimal pro Woche machen. Am besten immer dann, wenn Sie auch laufen wollen. Planen Sie dafür eine entspannte Viertelstunde ein. Ihr Körper wird es Ihnen danken!

DIE 90-GRAD-BEUGE

1. Stellen Sie sich hinter einen stabilen Stuhl, einen Tisch oder einen Türrahmen. Wichtig ist, dass Sie sich im Verlauf der Übung gut festhalten können.
2. Stellen Sie die Füße hüftbreit auseinander. Die Zehen zeigen gerade nach vorn, sofern es die Beinachsen und die Füße zulassen. Halten Sie sich mit nach vorn ausgestreckten Armen an dem Objekt fest, das Sie sich für die Übung ausgesucht haben. Wichtig ist, dass Sie bei der Durchführung der Übung nicht nach vorn kippen.
3. Gehen Sie nun so weit in die Beuge, bis der Unter- und Oberschenkel einen 90-Grad-Winkel bilden. Gehen Sie nicht tiefer, der Oberkörper bleibt möglichst aufrecht. Halten Sie diese Position fünf Sekunden lang.
4. Kehren Sie in die Ausgangsposition zurück.
   (ABBILDUNG SIEHE SEITE 72 OBEN)

WIEDERHOLUNG

+ Wiederholen Sie die Übung sechsmal. Legen Sie anschließend eine kurze Pause ein und machen Sie insgesamt drei Durchgänge.

  Es ist nicht schlimm, wenn Ihre Zehen in der Ausgangsposition nicht exakt nach vorn zeigen, Sie trainieren dann aber den inneren Oberschenkelmuskel, den *Musculus vastus medialis*, weniger stark. Er wird entlastet, wenn sich die Fußstellung nach außen öffnet.

TIPP

Je länger Sie trainieren, desto mehr Kraft werden Sie entwickeln. Schon bald müssen Sie sich nur noch mit einer Hand festhalten. Im nächsten Schritt werden Sie dann ganz darauf verzichten können, sich festzuhalten.

Die 90-Grad-Beuge

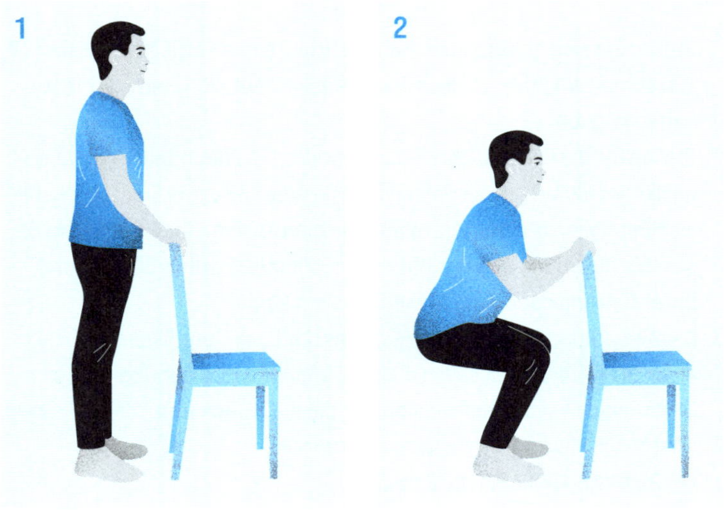

Die Sumo-Squats

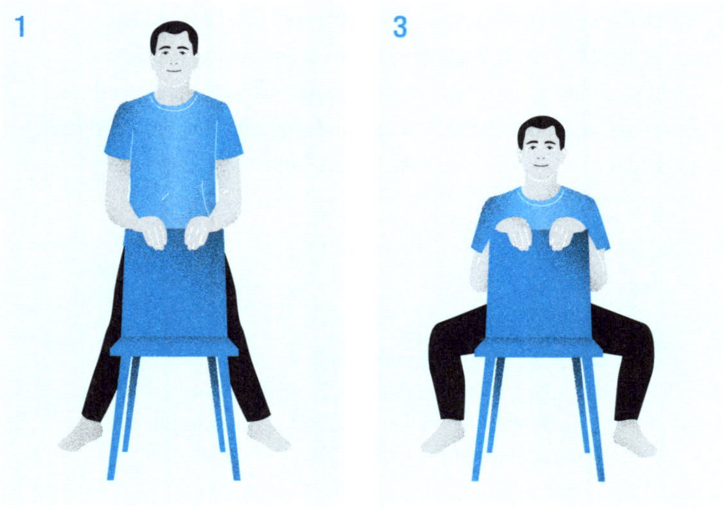

DIE SUMO-SQUATS

1. Stellen Sie sich auch für diese Übung hinter einen stabilen Stuhl, einen Tisch oder einen Türrahmen. Stellen Sie die Füße nun etwas weiter als hüftbreit auseinander. Die Zehen zeigen leicht zur Seite. Entsprechend den geöffneten Füßen bewegen sich nun auch die Knie ein wenig nach außen.
2. Blicken Sie auf Ihre Füße. Stellen Sie sich Ihre Füße als Zeiger eine Uhr vor. Die Position entspricht der Zeit 10:10 Uhr. Kontrollieren Sie Ihre Haltung noch einmal und atmen einmal tief durch.
3. Gehen Sie nun so weit in die Beuge, bis der Unter- und Oberschenkel einen 90-Grad-Winkel bilden. Der Oberkörper bleibt möglichst aufrecht, Gehen Sie auch bei dieser Variante nicht tiefer, Ihre Knie könnten Ihnen das übel nehmen. Halten Sie diese Position für fünf Sekunden. Atmen Sie gleichmäßig.
4. Kehren Sie in die Ausgangsposition zurück.
   (ABBILDUNG SIEHE SEITE 72 UNTEN)

WIEDERHOLUNG

+ Wiederholen Sie die Übung sechsmal. Legen Sie anschließend eine kurze Pause ein und machen Sie insgesamt drei Durchgänge.

  Was ist der Unterschied zwischen der klassischen 90-Grad-Beuge (siehe Seite 71) und den Sumo-Squats? Mit den Sumo-Squats trainieren Sie wesentlich intensiver die Muskulatur im Gesäß und die sechs Adduktoren der Oberschenkelmuskeln.

DER UNTERARMSTÜTZ

1. Gehen Sie in den Vierfüßlerstand. Verwenden Sie bei Bedarf eine Yogamatte als Unterlage. Achten Sie darauf, dass Ihre Knie hüftbreit auseinander auf dem Boden aufgesetzt sind, dass Ihre Handflächen genau unter den Schultern sind und dass Ihre Wirbelsäule gerade ist.
2. Bewegen Sie aus dieser Position heraus Ihre Hände um jeweils drei Handlängen nach vorn.
3. Legen Sie die Unterarme auf dem Boden ab und halten Sie Ihren Oberkörper in der waagerechten Position. Halten Sie diese Position als Anfänger zwischen zehn und zwanzig Sekunden.
4. Kehren Sie langsam in die Ausgangsposition zurück.

WIEDERHOLUNG

+ Machen Sie insgesamt drei Durchgänge und legen Sie dazwischen eine bis zu zweiminütige Pause ein.

Sie kennen diese Übung vielleicht unter der Bezeichnung »Plank«. Ihr erstes Ziel ist, die Kraft so steigern, dass Sie den Unterarmstütz drei Durchgänge lang jeweils eine Minute halten können. Das nächste Ziel ist dann, dass Sie die Knie vom Boden lösen und die Übung mit durchgestreckten Beinen durchführen.

FACTS

Weltrekord

Der Plank-Weltrekord für Männer aus dem Jahr 2023 liegt bei 9 Stunden, 38 Minuten und 47 Sekunden. Der Rekordhalter war zum damaligen Zeitpunkt 53 Jahre alt.

1

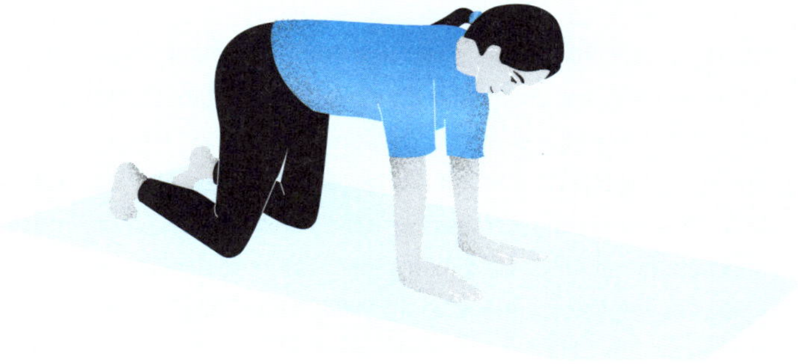

2

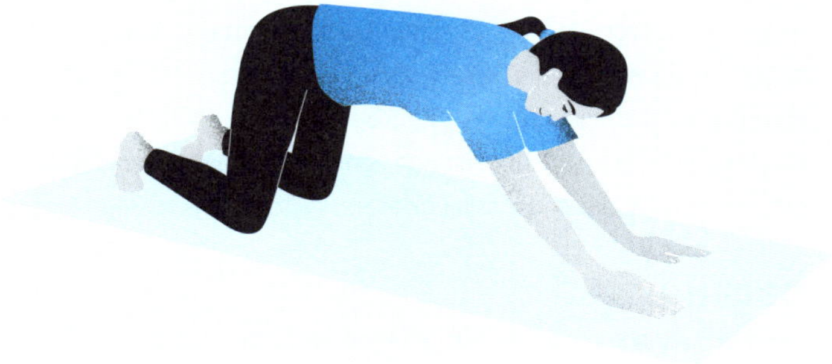

3

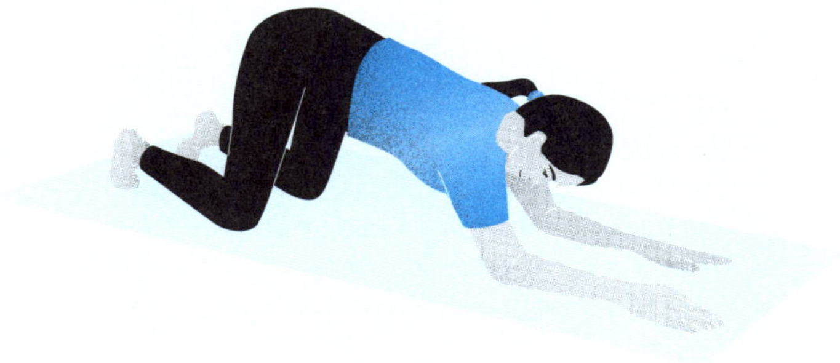

DAS JANE-FONDA-BEIN

1. Stellen Sie sich hinter einen stabilen Stuhl oder einen Tisch. Wichtig ist, dass Sie sich während der Übung gut festhalten können. Die Füße stehen hüftbreit auseinander, die Zehen zeigen nach vorn.
2. Verlagern Sie Ihr Gewicht auf das linke Bein, das nun Ihr Standbein ist. Heben Sie Ihr durchgestrecktes rechtes Bein seitlich an, bis Ihre Beine ungefähr einen 45-Grad-Winkel bilden. Während des Anhebens des Beines bewegt sich der Fuß leicht in die Außenrotation.
3. Führen Sie das Bein dann wieder zurück zum Standbein, ohne dass es aber den Boden berührt. Achten Sie darauf, dass Ihr Hüftgelenk die ganze Zeit stabil in der Ausgangsposition bleibt und dass das rechte Bein parallel zum Standbein schwingt. Wenn das Hüftgelenk ausweicht, trainieren Sie den Gesäßmuskel nicht effektiv, sondern entlasten ihn. Führen Sie die Bewegung langsam durch und achten Sie darauf, dass die Bewegung im Fluss bleibt.
4. Führen Sie das Bein sechsmal nach oben und wieder unten und wiederholen Sie die Übung anschließend mit dem linken Bein.

WIEDERHOLUNG

+ Machen Sie insgesamt drei Durchgänge und legen Sie dazwischen eine kurze Pause ein.

Es ist normal, dass Sie die Anspannung nicht nur in der Pomuskulatur des Spielbeins spüren, sondern auch in der des Standbeins.

TIPP

Diese Übung können Sie auch auf der Seite liegend durchführen. Schauspielerin Jane Fonda hat sie Anfang der Achtzigerjahre während der Aerobic-Welle weltweit berühmt gemacht. Wenn Sie sie liegend praktizieren, trainieren Sie nur die Muskulatur des schwingenden Beins.

2

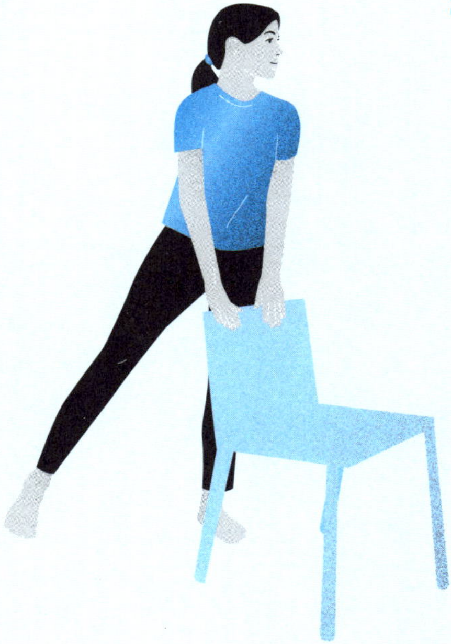

3

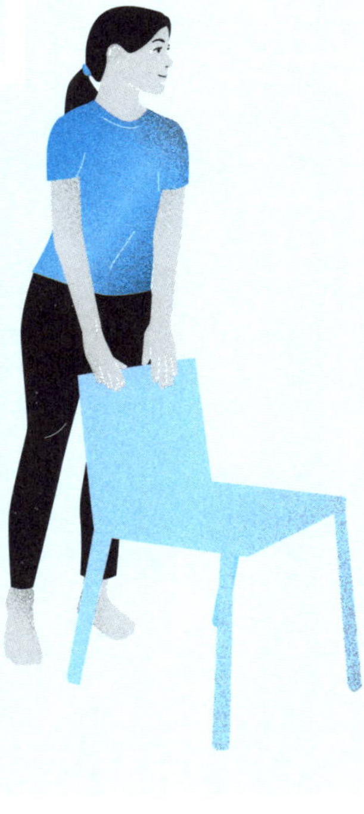

DAS DRAMA DER ACHILLESSEHNE

»Wir können ganz
allgemein festhalten:
Eine gesunde
Achillessehne
reißt nicht.«

DIE MIDLIFE-CRISIS KOMMT MIT EINEM KNALL

Die Achillessehne nimmt im Alltag eines Sportmediziners oft mehr Raum ein als alle anderen Körperregionen zusammen. Denn: Ohne sie geht buchstäblich nichts.

Generell kann man davon ausgehen, dass Männer häufiger Probleme mit der Achillessehne haben als Frauen. Dabei ist zu unterscheiden zwischen Männern, die intensiv Leistungssport betreiben, und solchen, die in die Jahre gekommen sind und plötzlich wieder Sport machen. Letztere neigen häufig dazu, zu übertreiben. Vielleicht kennen Sie diese Männer aus Ihrem Kollegen- oder Familienkreis. Häufig lautet das angesagte Ziel in der Lebensmitte neuerdings dann: »Ich will noch einmal einen Marathon laufen.« Oder noch besser: »Ich will zum Iron Man auf Hawaii!«

Midlife-Crisis, ick hör dir trapsen. Und Achillessehne, ick hör dir reißen!

Die Achillessehne

Die Achillessehne ist die kräftigste Sehne des Körpers. Vereinfacht gesagt ist sie die Sehne des Wadenmuskels. Sie unterstützt das Zusammenspiel des *Musculus gastrocnemius* (Zwillingswadenmuskel) und des *Musculus soleus* (Schollenmuskel). Beide bilden an ihrem Ende gemeinsam die Achillessehne, die vom unteren Drittel der Wade bis zur Ferse reicht, wo sie befestigt ist. Die Achillessehne ist durchschnittlich 15 Zentimeter lang, hat eine spiegelglatte Oberfläche und verläuft in einem sogenannten Sehnenschlauch, in dem sie perfekt gleitet. Ohne eine voll funktionsfähige Achillessehne können wir uns nicht auf die Zehenspitzen stellen. Wir brauchen sie bei jedem Schritt, beim Stehen, beim Balancieren, beim Aufstehen und beim Hinsetzen.

FACT
Beeindruckende Stärke

In den Achtzigerjahren wurde in einem Labor aus einer Leiche eine gesunde Achillessehne isoliert. Das eine Ende der Sehne befestigten die Wissenschaftler an einem Kran, das andere an einem VW-Käfer. Dann wurde das Auto mit dem Kran hochgezogen. Das Leergewicht des Käfers lag bei knapp über 1000 Kilo. Das entspricht etwa dem Durchschnittsgewicht von zwölf Erwachsenen und einem Kind. Was ist nun mit der Sehne bei dieser Belastung passiert? Nichts! Die Achillessehne ist unter der Last nicht gerissen. Diese beeindruckende Belastbarkeit verleiht der Achillessehne ein Alleinstellungsmerkmal im gesamten Körper. Es gibt keine andere Sehne im Körper, die so stark und dick ist wie die Achillessehne.

Stark belastet und schlecht ernährt

Wenn diese Sehne also mehr als das Zehnfache des durchschnittlichen Körpergewichts tragen kann, wie kann ihr dann ein bisschen Joggen schaden? Nun, dafür gibt es mehrere Gründe.

Weil die Achillessehne so kräftig ist, wird sie grundsätzlich schlecht ernährt. Man spricht von einem bradytrophen Gewebe, also einem Gewebe mit einem schlechten Stoffwechsel. Wenn aber eine Körperregion einerseits stark beansprucht wird und deshalb viele Nährstoffe benötigt, de facto aber schlecht ernährt wird, ist sie besonders anfällig für Degeneration, also Abnutzung – und reagiert empfindlich auf Belastung.

Die Achillessehne ist zudem schon von ihren Aufgaben her stark beansprucht, da sie drei Gelenke gleichzeitig bedient: Sie ist an der Bewegung des Kniegelenks, des oberen Sprunggelenks im Bereich des Knöchels und des unteren Sprunggelenks beteiligt. Wenn Sehnen an mehreren Gelenken beteiligt sind, sind sie prinzipiell auch besonders gefährdet, weil sie in mehrere Richtungen arbeiten müssen und damit einer hohen Belastung ausgesetzt sind. Wenn dann zu den normalen Alltagsaufgaben noch zusätzliche Belastungen durch Sportarten wie Joggen ohne ausreichende Vorbereitung dazukommen, ist die Sehne dem oft nicht mehr gewachsen und reißt. Den Riss spürt man sofort. Und man spürt ihn nicht nur, man hört ihn auch – mit einem peitschenden Knall.

Ein Riss der Achillessehne kommt jedoch nicht aus heiterem Himmel, auch wenn viele Patienten und Patientinnen das so empfinden. Meist gibt es schon vorher Entzündungen und Schmerzen in diesem Bereich. Sehr häufig sind auch Verdickungen, die sich negativ auf das Gleitverhalten der Sehne auswirken.

Eine Entzündung der Achillessehne kann nur klinisch diagnostiziert werden: Durch Hören, Sehen, Tasten und ergänzende diagnostische Verfahren wie Ultraschall oder MRT.

Altersbedingte Abnutzung

Das Alter ist ein bekanntes und kalkulierbares Risiko für die Achillessehne. Patienten, die mit Achillessehnenproblemen zu mir kommen, sind im Durchschnitt 43 bis 65 Jahre alt. Viele von ihnen leiden bereits an einer Entzündung der Sehne. Die Probleme sind aber auch im Alter kein unabwendbares Schicksal: Man kann die Sehne auf bestimmte Belastungen vorbereiten. Wird das Sehnengewebe nicht erst in der Lebensphase, in der es ohnehin schon einer gewissen Degeneration unterliegt, erstmals intensiv beansprucht, ist es bereits an Belastungen gewöhnt und hat sich angepasst. Wer allerdings erst in der Midlife-Crisis plötzlich, spontan und untrainiert dem Alltag entfliehen will und beginnt, sich zu bewegen, läuft gleichzeitig mitten ins Risiko.

Sportarten, die ein Risiko für die Achillessehne darstellen können, sind fast immer mit Laufen, abrupten Stopps und schnellen Beschleunigungswechseln verbunden: Dazu gehören Tennis, Squash oder Badminton und auch Fußball. Schonender sind Sportarten ohne ständige Richtungswechsel, starke Beschleunigung und abruptes Abbremsen. In Maßen und mit der richtigen Vorbereitung ist aber keine Sportart grundsätzlich schädlich für die Achillessehne.

Gerissen und nun?

Manchmal merken Betroffene gar nicht, dass die Achillessehne gerissen ist. Nicht immer kommt es in diesem Moment zu starken Schmerzen. Ich empfehle deshalb folgenden Selbsttest: Legen Sie sich bäuchlings auf Ihr Bett und achten Sie darauf, dass Ihre Füße am Ende der Matratze frei hängen können, also mit den Zehen in Richtung Boden.

Eine weitere Person muss nun an der betroffenen Seite in den Wadenmuskel drücken. Daraufhin sollte der Fuß nach hinten klappen. Tut er das nicht oder viel weniger als auf der anderen Seite, ist die Sehne gerissen. Denn das manuelle Zusammendrücken des Muskels simuliert das Anspannen des Muskels.

Wenn Sie den Verdacht haben, dass Ihre Achillessehne gerissen ist, müssen Sie umgehend zum Arzt. Der Arzt kann mit einer Ultraschalluntersuchung oder einem MRT sehen, um welche Art des Risses es sich handelt und wo genau er sich befindet.

Welche Therapiemöglichkeiten gibt es?

Man kann versuchen, die Achillessehne konservativ, also durch Ruhigstellung, heilen zu lassen. Diese Ruhigstellung erfolgt in einer sogenannten Spitzfußstellung, die das Zusammenwachsen der Sehnenenden unterstützt.

Die andere Möglichkeit ist eine Operation. Dabei werden die Enden der gerissenen Achillessehne unter Narkose zusammengenäht. Unter bestimmten Voraussetzungen ist dies heute auch minimalinvasiv möglich. Aus meiner Erfahrung kann ich sagen, dass es keinen Sinn macht, erst die konservative Methode zu versuchen und dann doch zu operieren. Die Heilungschancen sind am größten, wenn man sofort mit der richtigen Behandlung beginnt. In jedem Fall ist der Heilungsverlauf sehr langwierig, da Körperregionen, die schlecht durchblutet und ernährt sind, auch langsam heilen. Man kann also davon ausgehen, dass Heilung einschließlich Physiotherapie mindestens ein halbes Jahr in Anspruch nehmen werden. Dann ist die Sehne im Idealfall aber wieder so leistungsfähig wie vorher.

FACT

Wie neu?

Bei den operativen Verfahren haben wir Erfolgsquoten (Return to Sports) zwischen 90 und 98 Prozent. Das ist sehr gut. Bei den minimalinvasiven Eingriffen liegen die Erfolgsquoten zwischen 59 und 100 Prozent. Bei der konservativen Behandlung ist die Heilung stark abhängig von der Stelle, an der die Sehne gerissen ist. Wenn Sie Ihre gerissene Achillessehne allerdings unbehandelt lassen und gar nichts tun, dann liegt die Erfolgsquote bei 0 Prozent, weil Sie dauerhafte Funktionsstörungen haben werden.

SELBSTTEST – SEHNEN-CHECK

Probleme der Achillessehne eignen sich hervorragend zur Selbstdiagnose, und das auch schon, wenn die Sehne noch gar nicht schmerzt: Ein wöchentlicher Achillessehnen-Check sollte zur Routine werden, das kann ich Ihnen nur ans Herz legen. Stellen Sie sich bei der Eigenuntersuchung die folgenden drei Fragen:

Wie sieht die Achillessehne aus?
Bei einer Entzündung der Achillessehne ist diese häufig verdickt. Diese Verdickung kann man meist deutlich im Spiegel sehen. Die Sehne liegt dann nicht mehr schön glatt und schlank über dem Fersenknochen, sondern sieht geschwollen aus. Nehmen Sie sich Zeit und betrachten Sie sich genau. Vergleichen Sie Ihr rechtes Bein mit dem linken. Stellen Sie sich auf die Zehenspitzen. Was fällt Ihnen auf? Fällt die Achillessehne gerade an der Wade herunter, wie ein Lot? So sollte es sein. Oder macht sie einen leichten Bogen nach außen oder nach innen? Letzteres wäre die Folge einer biomechanischen Fehlbelastung, die oft mit einer Fehlstellung des Fußes oder der Fersenknochen einhergeht.

Wie fühlt sie sich die Sehne an?
Wenn Sie im Sitzen bei gestrecktem Bein die Fußspitze zur Nase ziehen, sollten Sie Ihre Achillessehne sehr deutlich spüren. Wenn Sie ein Bein über das andere schlagen und dabei die Zehen nach oben ziehen, können Sie sogar eine Verdickung sehen und ertasten – und so ein mögliches Problem frühzeitig erkennen.

Nun werden Sie vielleicht sagen, dass es Waden gibt, die aufgrund ihres Volumens die Existenz der Achillessehne infrage stellen. Ja, Sie haben Recht. Vor allem im Sommer sehe ich viele Menschen mit sogenannten Wöcheln, also Knöcheln, in die die Wade optisch direkt übergeht. Aber auch wenn man die Achillessehne nicht an jedem Bein sieht, kann man sie immer ertasten.

In diese wichtige Tastuntersuchung sollte immer auch der Wadenmuskel einbezogen werden. Wenn Sie dort Triggerpunkte, also Muskeldruckpunkte finden, die auf Druck besonders schmerzempfindlich reagieren, ist das ein Zeichen dafür, dass die Muskulatur unter hoher Spannung steht. Und Spannung in der Muskulatur bedeutet immer auch, dass die ausführende Sehne unter hoher Spannung und damit Belastung steht.

Schmerzt die Achillessehne?

Schmerzen an der Achillessehne treten häufig in der sogenannten Mid Portion auf, also im mittleren Drittel der Sehne. Sie müssen nicht vorsichtig sein – prüfen Sie, ob Ihre Achillessehne hier auf Druck mit Schmerzen reagiert. Wenn nicht, ist das grundsätzlich ein gutes Zeichen. Wenn sie schmerzt, sollten Sie dies weiter untersuchen lassen.

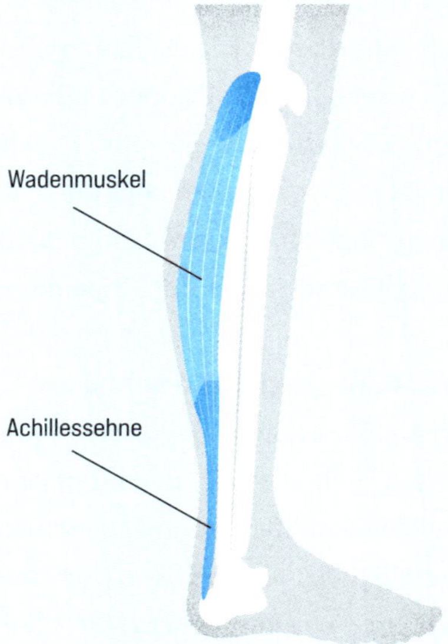

Richtig vorbeugen und behandeln

Kann man etwas tun, um Achillessehnenprobleme zu vermeiden? Ja! Angenommen, Sie gehören zu den Menschen in der Mitte des Lebens, die es plötzlich noch einmal wissen wollen. Grundsätzlich unterstütze ich Sie. Aber bevor Sie vom Marathon träumen und es ein böses Erwachen gibt, stellen Sie sich bitte folgende Fragen:

- Habe ich in jungen Jahren regelmäßig Sport gemacht?
- Ist mein Körper überhaupt an Sport gewöhnt?
- Ist mein Körper an *diesen* Sport gewöhnt?

Wenn Sie dreimal mit Ja antworten können, haben Sie sicherlich ein eher geringes Risiko, eine Verletzung der Achillessehne zu erleiden. Können Sie diese drei Fragen allerdings nicht eindeutig mit Ja beantworten, müssen Sie Ihre Sehne erst nach und nach an die neue Belastung gewöhnen. Das bedeutet, dass Sie beispielsweise erst langsam und mit kurzen Strecken mit dem Joggen beginnen.

Wer seine Achillessehne schützen möchte, sollte sie grundsätzlich elastisch halten und vor dem Sport immer gut aufwärmen. Ganz wichtig ist auch eine Kontrolle der Fußstellung, denn eine Fehlstellung birgt ebenfalls ein Risiko für die Achillessehne. Es gibt auch zahlreiche Kollagen- und Peptidpräparate, mit denen man die Beschaffenheit und Elastizität der Sehnen von außen unterstützen kann. Eine konkrete Empfehlung möchte ich dafür nicht aussprechen, aber die Apotheke berät Sie gerne.

Von Verkürzungen der Achillessehne sind häufig auch Frauen betroffen, die permanent hohe Schuhe tragen. Viele dieser Frauen sind nicht mehr in der Lage, den Fuß platt aufzusetzen. Bei diesen Patientinnen ist die Achillessehne so stark verkürzt und geschrumpft, dass sie ohne (hohe) Schuhe schlichtweg nicht mehr gehen können. Wenn die Achillessehne bereits schmerzt – egal, ob bei Frauen oder Männern –, ist Physiotherapie sinnvoll, um die Spannung in der hinteren Wade zu lösen. Auch eine Faszienrolle kann dabei helfen. Rollen Sie damit nicht direkt über die schmerzende Stelle, sondern setzen Sie etwas höher an. So können Sie Ihre Wadenmuskulatur entspannen – und damit auch die Achillessehne. Beides, Physiotherapie und Faszienrolle, können Sie prophylaktisch und therapeutisch in Betracht ziehen.

Was kommt einer gesunden Achillessehne noch zugute?
Normalgewicht hilft – es entlastet auch die Achillessehne. Und je weniger Fleisch Sie essen, umso besser ist auch das für Ihre Sehnen. Denn Abbauprodukte wie Purine und Harnsäure, die durch einen hohen Fleischkonsum im Körper vermehrt anfallen, sind für die Sehnen schlecht. Es kann zu Ablagerungen an der Sehne und in der Sehnenscheide kommen, die Ernährung und Gleitverhalten der Sehne verschlechtern. Für alle Raucher möchte ich an dieser Stelle noch erwähnen: Rauchen verengt die Gefäße, und die bereits von Natur aus schlecht versorgten Körperregionen – dazu zählt, wie erwähnt, leider auch die Achillessehne – werden dadurch noch schlechter versorgt.

Darüber hinaus sollten Sie Ihre Achillessehne vor allem mit sogenannten exzentrischen Übungen stärken. Das sind Übungen, in denen die Sehne aus einer Vorspannung heraus trainiert wird. Die einfachste und effektivste beschreibe ich Ihnen auf Seite 92. Führen Sie die Übungen nach Möglichkeit immer beidseitig durch, auch wenn Sie auf einer Seite keine Schmerzen haben. So können Sie Schmerzen und eine Erkrankung der Achillessehne effektiv vermeiden.

DAS SPRUNGGELENKKREISEN

1. Setzen Sie sich möglichst aufrecht auf einen bequemen Stuhl.
2. Heben Sie ein Bein leicht vom Boden ab und umfassen Sie dieses Bein mit beiden Händen auf der Höhe des Knies.
3. Kreisen Sie nun mit Ihrem Fuß eine Minute lang – zunächst im Uhrzeigersinn, dann in der Gegenrichtung. Versuchen Sie, die Bewegung möglichst langsam und gleichmäßig auszuführen, und machen Sie die Kreise so groß wie möglich. Die Bewegung kommt nur aus dem Fußgelenk.
4. Wechseln Sie das Bein und führen Sie die Übung mit dem anderen Fuß durch.

WIEDERHOLUNG

+ Wiederholen Sie die Übung mit jedem Bein dreimal.

2

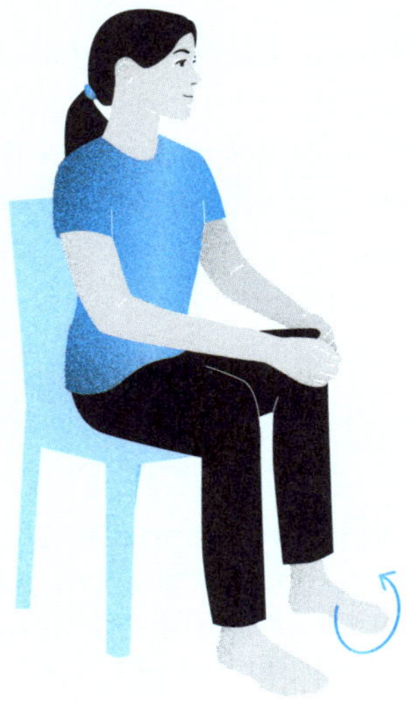

DIE EXZENTRISCHE ÜBUNG

1. Ziehen Sie Ihre Schuhe aus oder tragen Sie Schuhe ohne Absätze mit dünnen, flexiblen Sohlen.
2. Stellen Sie sich mit dem vorderen Teil Ihrer Füße auf einen Treppenabsatz. Achten Sie darauf, dass ungefähr ein Drittel Ihrer Füße auf der Stufe steht. Halten Sie sich am Geländer oder an der Wand fest, wenn Sie sich unsicher fühlen.
3. Lassen Sie nun die Fersen langsam und konzentriert absinken, sodass diese sich unterhalb der Zehen befinden.
4. Drücken Sie Ihre Füße und Ihren gesamten Körper wieder bewusst nach oben. Halten Sie im Zehenstand kurz inne und kehren Sie zur neutralen Ausgangsposition zurück. Achtung: Gehen Sie nicht über den Schmerzpunkt heraus. Sie dürfen die Achillessehne bei dieser Übung aber durchaus bemerken.

WIEDERHOLUNG

+ Wiederholen Sie die Übung je nach Kraft fünf- bis zehnmal.

Warum ist diese Übung so wichtig? Die Sehne steht dabei zunächst unter einer Vorspannung, befindet sich also in einer Art Aufwärmphase, um anschließend anzuspannen. Diese Vorspannung vor der eigentlichen Belastung schützt sie vor Überlastung und regt außerdem den Stoffwechsel an.

TIPP

Falls Sie keinen geeigneten Treppenabsatz finden oder sich auf der Treppe unsicher fühlen, können Sie diese Übung auch mit zwei dicken Büchern durchführen. Je größer die Bücher, desto besser.

3

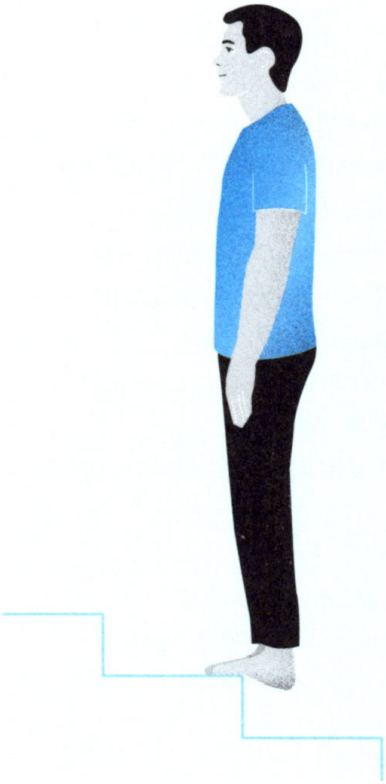

4

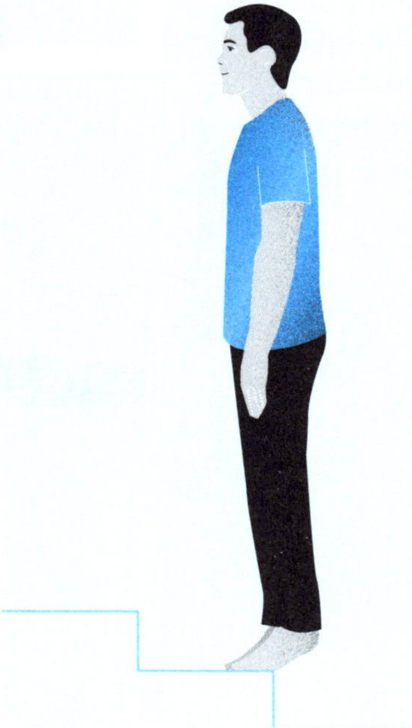

DIE DEHNUNG IM SITZEN

1. Setzen Sie sich bequem, aber aufrecht auf einen Stuhl.
2. Strecken Sie nun ein Bein gerade aus, sodass Ihr Bein einen Winkel von 90 Grad zum Oberkörper bildet. Wenn Sie Schwierigkeiten haben, das Bein zu halten, können Sie es auch auf einem Hocker ablegen.
3. Bewegen Sie nun die Zehenspitzen so weit wie möglich langsam in Richtung Oberkörper. Halten Sie diese Position und zählen bis zehn. Spüren Sie bewusst die Dehnung der Achillessehne.
4. Gehen Sie wieder in die Entspannung, indem Sie die Zehen strecken und Ihr Fuß in eine leichte Spitzfußstellung kommt.
5. Atmen Sie zweimal tief und bewusst durch und beginnen Sie von vorn.

WIEDERHOLEN

+ Wiederholen Sie die Übung mit jedem Bein zehnmal.

Sie werden zu Beginn vermutlich ein Ziehen an der Achillessehne bemerken, das ist okay und normal. Sollten Sie Schmerzen verspüren, strecken Sie die Zehen so weit wie möglich, bis der Schmerz nachlässt.

3

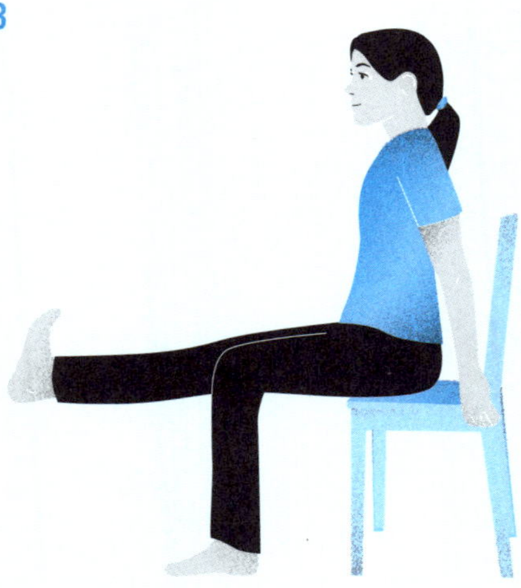

DIE DEHNUNG IM STEHEN

1. Stellen Sie sich hinter einen Stuhl und halten Sie sich an der Lehne fest. Ziehen Sie am besten die Schuhe aus. Ihre Füße stehen hüftbreit auseinander.
2. Heben Sie nun langsam die Fersen, bis Sie im Zehenstand stehen. Verweilen Sie kurz auf dem höchsten Punkt und atmen Sie zweimal tief durch.
3. Kehren langsam wieder in Richtung Boden zurück und machen Sie eine kleine Pause.

WIEDERHOLUNG:

+ Machen Sie fünf, wenn Sie gut trainiert sind, zehn Wiederholungen.

TIPP Für Fortgeschrittene – oder wenn Sie sich besonders fordern möchten – empfehle ich freihändige und als Steigerung einbeinige Zehenstände.

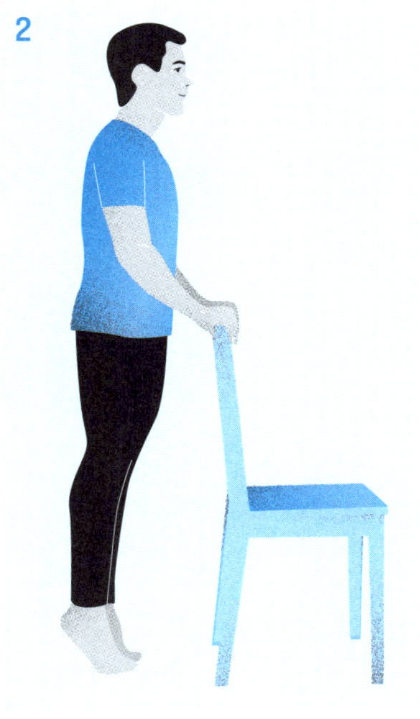

DER MAUSARM

»Fast nichts,
was im Körper passiert,
kann isoliert
betrachtet werden.
Denn nahezu immer
gilt in der Medizin:
Alles hängt mit allem
zusammen.«

KLEINE BEWEGUNGEN – GROSSE FOLGEN

Menschen mit Schreibtischberufen haben ein hohes Risiko, früher oder später mit einem Mausarm konfrontiert zu werden. Aber generell gilt auch: Jeder von uns kann an einem Mausarm erkranken. Ob es uns trifft, haben wir oft selbst in der Hand.

Aber was genau ist denn ein Mausarm? Nun, zunächst einmal ist das keine offizielle medizinische Bezeichnung. Der Begriff »Mausarm« ist vielmehr eine sprachliche Hilfskonstruktion, die sich über die Jahre bei uns Ärzten und bei vielen Patienten durchgesetzt hat, um ein Syndrom zu beschreiben. Der gängige Fachbegriff für den Mausarm ist Repetitive Strain Injury Syndrom, kurz RSI-Syndrom. Es wird durch ständig wiederkehrende Belastungen und Wiederholungen ausgelöst – Wiederholungen, die in unseren bewussten oder unbewussten Bewegungsabläufen stecken, Wiederholungen, denen wir Teile unseres Körpers täglich aussetzen.

Manche Bewegungsabläufe können wir nicht vermeiden, weil sie zu unserem beruflichen Alltag, zu unserer Routine gehören. Manche Wiederholungen sind aber auch einfach zu einer schlechten Angewohnheit geworden, weil wir es beispielsweise nicht schaffen, das Smartphone beiseitezulegen.

Bleiben wir beim anschaulichsten und namensgebenden Beispiel, der Computermaus. Wenn wir an ihre Bedienung denken, können wir uns gut vorstellen, was den Mausarm auslöst und forciert: ständige gleichförmige Bewegungen. In diesem Fall sogar mit nur einem Finger. Im negativen Fall – und davon sprechen wir hier – hat diese kleine Bewegung eines Fingers Auswirkungen auf den gesamten Arm, manchmal sogar bis in die Schulter und den Nacken.

Aber nicht nur Computerfreaks, auch Musiker sind häufig von einem Mausarm betroffen: Stellen Sie sich vor, wie hart der Geiger im Orchester mit seinen Händen und Fingern arbeitet, wie oft er die Saiten drücken muss, damit wir ein unvergessliches Konzert erleben können. Auch Trompeter und Pianisten können ein Lied vom Mausarm singen. Und ich gebe Ihnen noch ein Beispiel: Denken Sie an den Friseur, der immer wieder und wieder die Schere öffnen und schließen muss, um unsere Haare zu schneiden.

FACT

Tausendmal berührt …

Berechnungen haben ergeben, dass ein durchschnittlicher achtstündiger Arbeitstag im Büro zwischen 5000 und 7000 Mausklicks für den Finger mit sich bringt. 5000- bis 7000-mal klick, klick, klick! Schon eine weitaus geringere Zahl von Mausklicks pro Tag wäre aus orthopädischer Sicht eine sehr große Belastung. Denn das ist keine Kurzstrecke, sondern eher ein Marathon für einen einzelnen Finger.

Und täglich grüßt das Murmeltier

Sehen wir uns das Ganze mal genauer an. Im Fall eines Mausarms ist es die ständige Bewegung, die auf direktem Wege in eine Erkrankung führen kann: die Bedienung der Maus, meist mit dem Zeige- oder mit dem Mittelfinger. Diese Bewegung findet lokal statt, ist vergleichsweise simpel und wird fast bis zur Unendlichkeit oft wiederholt. Vor allem wenn sie keine ergonomische Maus (beispielsweise eine vertikale Maus) benutzen, sondern eine klassische flache Maus, kommt es durch die monotone Bewegung des einzelnen Fingers früher oder später zu einer Verkrampfung der Muskulatur im Arm.

Für die Bewegung des Fingers an der Maus ist der *Musculus extensor digitorum* verantwortlich, also der große gemeinsame Fingerstrecker, der den zweiten bis einschließlich fünften Finger steuert. Er sorgt mit seiner Kraft dafür, dass unsere Finger den Mausklick ausführen.

Schonhaltung und Fehlhaltung

Wenn wir es mit dem Klicken übertreiben, entsteht zuerst in aller Regel eine Schonhaltung. Das bedeutet, dass der Körper versucht, zugunsten des gestressten Muskels einen Ausgleich zu schaffen. Diese Schonhaltung ist die schnelle Antwort des Körpers auf eine Überbelastung.

Prinzipiell ist Ruhe und Schonung natürlich gut und kommt auch in der konservativen Therapie oft zum Einsatz. Aber wenn sich der Körper diese Ruhigstellung quasi selbst verordnet, schadet sie mehr, als sie hilft. Denn mit immer weiteren Wiederholungen, die wir ja trotz der Schonhaltung ausführen, kommt es auch zu immer stärker werdenden Symptomen am Arm. Und schnell wird die Schonhaltung zu einer Fehlhaltung und feuert durch eine zusätzlich auftretende Verkrampfung die Schmerzen noch weiter an. Wenn Sie in diese Fehlhaltung geraten, fühlen Sie sich bei der Arbeit plötzlich immer kleiner. Sie spüren, wenn Sie am Schreibtisch sitzen, einen unangenehmen Zug nach vorn und nehmen eine leicht gebeugte Haltung ein. Wenn Sie mit Ihrem Kopf kreisen, dann knistert es nicht selten im Nacken. Vielleicht kennen Sie das von sich oder Ihren Kollegen.

Stoffwechselstörung und schlechte Muskelversorgung

Ab einem gewissen Stadium der Fehlhaltung werden dann die Transportwege des Stoffwechsels gestört. Auch das ist aus Sicht des Körpers nachvollziehbar – er kann nicht ewig Widerstand leisten, ohne Schaden zu nehmen.

Was heißt das konkret? Durch die Verkrampfung der Muskulatur und die daraus entstehende schlechte Haltung sind die Abflusswege der Stoffwechselprodukte zunehmend eingeengt. Stoffe, die der Körper loswerden möchte, weil er sie nicht braucht oder weil sie ihm sogar schaden, können nicht mehr abgebaut werden. Wenn aber der Stoffwechsel gestört ist, dann wird in der Regel auch die Muskulatur schlechter durchblutet und mit weniger Nährstoffen versorgt. Und das führt wiederum dazu, dass der Muskel seine Elastizität verliert und immer mehr unter Spannung steht.

Wenn ein Muskel eine hohe oder zu hohe Spannung hat, ist seine Muskelhülle, also die Faszie, besonders steif und gereizt, sodass er seine Bewegungsaufgabe grundsätzlich viel schlechter ausführen kann. Und an den Stellen, an denen der Muskel befestigt ist, erhöht sich durch die erhöhte Spannung zudem die Zugkraft. Eine höhere Zugkraft führt früher oder später immer zu einer Überlastung der gesamten Region. Und als Folge dieser Kettenreaktion hat unser Körper nur noch eine Möglichkeit, zu reagieren: mit einer Entzündung und damit verbundenen Schmerzen.

Tatort ist nicht gleich Schmerzort

Die Bewegung, die diese Entzündung letztlich auslöst, wird fast immer an einer anderen Stelle ausgeführt als dort, wo der Schmerz auftritt. So tritt der primäre Mausarm-Schmerz häufig – eigentlich fast immer – im Bereich des oberen Unterarms, in der Nähe des Ellenbogens auf. Die Schmerzen entstehen dort, weil die Muskulatur, die die Finger bewegt, dort ansetzt.

Ich höre von Patienten oft den Satz: »Ich glaube, ich habe eine Sehnenscheidenentzündung…« Das ist eine falsche Eigendiagnose – oft erstellt mithilfe meines nicht immer geschätzten Kollegen Dr. Volksmund. Eine Sehnenscheidenentzündung ist eine Entzündung im Gleitgewebe, in dem sich die Sehne bewegt. An der Stelle, an der wir den Mausarm spüren, befinden sich keine isolierten Sehnen, sondern Muskelbäuche.

Wir halten noch mal fest: Fast immer entsteht der Mausarm durch die Muskulatur. Und das ist an sich eine gute Nachricht. Denn Muskeln, die durch eine Fehlbelastung oder Überlastung gereizt sind, können wir trainieren und so ein Erkrankungsrisiko minimieren.

Betroffene eines Mausarms schildern gelegentlich auch, dass der Schmerz »über Nacht« kam. Auch das ist nur ein individueller Eindruck. In der Regel entsteht der Schmerz langsam und zunächst, ohne dass ihm viel Beachtung geschenkt wird. Denn die muskuläre Fehlbelastung, die den Mausarm auslöst, ist über Wochen, Monate, manchmal sogar über Jahre vorhanden, bis der Körper sie nicht mehr tolerieren kann.

Achten Sie deshalb frühzeitig auf folgende Anzeichen:

- Der Schmerz tritt nicht plötzlich wie bei einer Verletzung auf, sondern er steigert sich nach und nach.
- Der Schmerz lässt sich (ohne Medikamente) nicht beeinflussen oder kontrollieren.
- Es ist nicht eine einzelne Bewegung, die den Schmerz verursacht oder ihn verstärkt, der Schmerz ist immer präsent.
- Der Schmerz führt zu Empfindungsstörungen wie beispielsweise Kribbeln in den Fingern und am Ellenbogen bis hin zu Kraftverlust.
- Der Schmerz wandert den Arm entlang bis in den Bereich der Schulter und des Nackens.

Man kann natürlich nicht davon ausgehen, dass der Mausarm eine Erkrankung ist, die es früher überhaupt nicht gab. Wir können aber sicher sagen, dass unser Umgang mit moderner Technik sie verstärkt und die Häufigkeit ihres Auftretens vergrößert hat.

Auch die Handynutzung birgt das Risiko, an einem Mausarm zu erkranken. Zum einen, weil wir das Handy meist in einer Art Zwangshaltung in der Hand halten, die nicht der Natur der Hand entspricht. Zum anderen, weil das ständige Scrollen mit dem Daumen ungesund ist (siehe Seite 22). Wann immer uns Technik Arbeit abnehmen soll, stellt sie unsere Gesundheit leider auch vor gewisse gesundheitliche Herausforderungen.

FACT
Mausarm und Tennisarm

Der Mausarm ist eng verwandt mit dem sogenannten Tennisarm (*Epicondylitis humeri radialis*). Im Gegensatz zum Mausarm kommt es beim Tennisarm zu einer Überlastung durch eine sich wiederholende Bewegung des ganzen Armes und nicht bloß eines einzelnen Fingers. Sie haben sicher schon einmal Menschen gesehen, die am Arm spezielle Tennisarm-Manschetten oder -Spangen getragen haben. Die Idee hinter den Manschetten und Spangen ist, dass durch einen äußeren lokalen Druck auf den Muskel in einem anderen Areal dieses Muskels eine Entlastung entstehen soll. Das hat sich jedoch nicht in jedem Fall bewährt. Ich persönlich halte von dieser Therapie auch deswegen nicht viel, weil eine äußere Stabilisierung des Muskels immer auch dazu führt, dass dem Muskel suggeriert wird, er werde fortan weniger benötigt und müsse deshalb keine Kraft aufbauen. Dadurch wird er schwächer. Durch den Druck der Spange wird der Muskel außerdem weniger durchblutet. Das hat wiederum einen verminderten Stoffwechsel zur Folge, sodass der Muskel an Elastizität verliert – und langfristig noch mehr Probleme bekommen kann. Für den Mausarm ist eine solche Spange aus meiner Sicht also keine vernünftige Therapievariante.

Was hilft akut?

Hilfreich sind zunächst oft Salben, die entzündungshemmend wirken. Tabletten empfehle ich, wenn Sie zum ersten Mal von einem Mausarm betroffen sind, noch nicht. Auch eine Behandlung mit Kälte kann hilfreich sein. Entsprechende Bandagen gibt es in fast jeder Apotheke. Die Kälte führt zunächst dazu, dass die Entzündung abklingt. Sie hat aber noch einen weiteren heilenden Effekt: Sobald die Kälte wieder reduziert wird, kommt es automatisch zu einer Mehrdurchblutung, also zu einer heilenden Hyperämie. Dies ist gleichbedeutend mit einem verbesserten Stoffwechsel, der hilft, bestimmte Entzündungsprodukte schneller abzubauen.

Heilung braucht Zeit

Egal, welcher Therapieansatz gewählt wird – der Heilungsprozess ist immer langwierig. In der Regel braucht der Körper vier bis sechs Wochen, um sich von einem Mausarm zu erholen. Währenddessen sollten Sie Ihren Arm schonen und die Zeit nutzen, um zu überlegen, ob und wie Sie Stellschrauben in Ihrem Alltag verändern können. Dazu kann zum Beispiel die Umstellung auf eine ergonomische Vertikalmaus gehören. Auch Rollmäuse können helfen, den klassischen Mausarm zu vermeiden. Wenn es mit so einfachen Veränderungen nicht getan ist, hilft prophylaktisches Training und bei Bedarf immer wieder Physiotherapie, damit sich der Mausarm gar nicht erst manifestiert.

Richtig vorbeugen

Sie können viel dafür tun, dass es nicht erneut zu einem Mausarm kommt, oder, wenn er sich ankündigt, ein schmerzhafter Verlauf vermieden wird. Sie brauchen dafür nicht viel Zeit und Energie, jedoch ein wenig Disziplin.

Zunächst möchte ich Sie dazu anregen, sich Ihre Bewegungsgewohnheiten genauer anzusehen. Welche Bewegungen führen Sie regelmäßig aus? Und welche vielleicht zu oft? Seien Sie genau, seien Sie kritisch. Wenn es Ihnen hilft, machen Sie sich eine Liste.

Das Umkehrprinzip

Und nun stellen Sie sich die Frage, welche dieser Bewegungen sich einfach und ohne Kraftaufwand ins Gegenteil umkehren lassen? Ich gebe Ihnen ein Beispiel: Wenn Sie immer mit den Armen vor dem Körper arbeiten, nehmen Sie sich ab und zu eine Minute Zeit, um die Arme nach hinten zu strecken und Ihre Hände und Finger dort zu bewegen.

Oder drehen Sie die Arme um 180 Grad um die eigene Achse, sodass die Handflächen abwechselnd nach oben und nach unten zeigen (siehe Übung Seite 114). Auch eine kleine Dehnung zwischendurch wirkt oft Wunder! Strecken Sie sich in alle Richtungen. Öffnen Sie die Arme und ziehen Sie die Schulterblätter zusammen. Die Schultern, der Brustkorb öffnen sich und Sie werden sofort eine Veränderung spüren, weil Sie auch freier durchatmen können.

Wenn wir dieses Umkehrprinzip nun auf den Mausarm übertragen, kann das so aussehen: In der gewohnten Position ist der Arm angewinkelt und die Handflächen zeigen nach unten. Achten Sie deshalb darauf, dass die Handflächen zwischendurch auch mal nach oben zeigen: Bringen Sie Ihre Arme regelmäßig in eine Streckung, nach vorn, nach hinten und gerne auch zu den Seiten. Sie werden merken, wie viel Spannung in Ihren Armen steckt. Sie werden aber auch merken, dass sich diese Spannung nach und nach löst, wenn Sie sich regelmäßig Zeit nehmen, um aus den immer gleichen Bewegungsabläufen auszubrechen.

Wenn Sie viel sitzen, stehen Sie ab und zu auf und gehen Sie ein paar Schritte. Manchmal reicht es schon, einmal pro Stunde zum Kopierer, zur Kaffeemaschine und wieder zurück zu gehen. Bleiben Sie zwischendurch stehen und versuchen Sie, drei- bis fünfmal die Schulterblätter zusammenzuführen.

Gewohnte Bewegungsmuster durchbrechen

Für viele Teile des Körpers ist es besonders heilsam, genau das Gegenteil von dem zu tun, was sie immer machen. Es reichen kleine Ausflüge in ein neues Bewegungsmuster, in den meisten Fällen sind fünf Minuten schon genug.

Die wichtigste Säule in der Behandlung und in der Prophylaxe bleibt allerdings immer die Bewegungstherapie. Erste Wahl sind Dehnübungen, und zwar nicht nur dort, wo der Schmerz spürbar ist oder auftreten könnte, sondern in der gesamten Funktionseinheit, im Falle des Mausarms also bis hin zu Schulter und Nacken. Durch regelmäßige Dehnungen können Sie die Verkürzung der Muskulatur aufheben und sie so wieder elastisch machen.

Ich empfehle Bewegungstherapie ausdrücklich auch in der akuten Schmerzphase. Durch Dehnung wird sich ein Mausarm nicht verschlimmern. Am Anfang kann es sein, dass die Schmerzen zunehmen, aber nicht, weil man etwas kaputt gemacht hat, sondern weil das System anfängt zu arbeiten.

DIE DREIFACHE TISCH-DEHNUNG – VARIANTE 1

1. Stellen Sie sich hinter einen stabilen Tisch und legen Sie die Hände auf den Tisch. Achten Sie darauf, dass nur Ihre Handflächen aufliegen. Ihre Fingerspitzen zeigen vom Körper weg.
2. Bilden Sie nun einen 90-Grad-Winkel zwischen Hand und Unterarm. Achten Sie dabei darauf, dass die Ellenbogen durchgestreckt sind. Achten Sie ebenfalls darauf, dass Ihre Finger dicht beieinanderstehen und dass Ihre Hände parallel liegen.
3. Bleiben Sie eine Minute in dieser Position und spüren Sie die Dehnung in der Unterarminnenseite. Atmen Sie dabei bewusst tief ein und aus.
4. Lösen Sie die Position, machen Sie anschließend eine kurze Pause und beginnen von vor.

WIEDERHOLUNG

+ Wiederholen Sie die Dehnung dreimal.

2

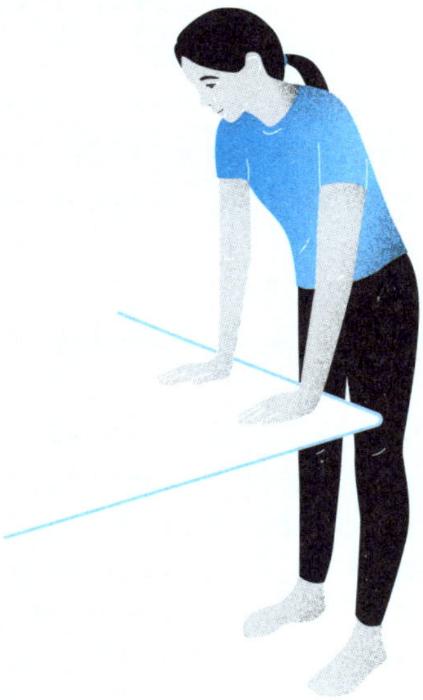

DIE DREIFACHE TISCH-DEHNUNG – VARIANTE 2

Führen Sie die Übung wie in Variante 1 beschrieben durch, allerdings mit dem Unterschied, dass Ihre Fingerspitzen nun zum Körper zeigen. Achten Sie darauf, dass Ihre Ellenbogen durchgestreckt sind und dass Sie keine Muskelkraft einsetzen.

WIEDERHOLUNG

+ Machen Sie ebenfalls drei Durchgänge von jeweils einer Minute Dauer.

DIE DREIFACHE TISCH-DEHNUNG – VARIANTE 3

Führen Sie die Übung wie in Variante 1 beschrieben durch. In Variante 3 zeigen Ihre Finger aber nach außen. Die Finger der rechten Hand zeigen bei der Dehnung also nach rechts, die der linken Hand nach links.

WIEDERHOLUNG

+ Machen Sie ebenfalls drei Durchgänge von jeweils einer Minute Dauer.

Diese Dehnübung können Sie immer und überall durchführen. Wichtig: Stützen Sie sich nicht ab. Die Übung braucht keine Kraft, wir wollen nur dehnen. Sie werden die positiven Effekte schnell bemerken. Wenn Sie sich an die regelmäßigen Dehnungen Ihrer Unterarme gewöhnt haben, wenn sie Teil Ihrer Routine geworden sind, können Sie die drei Finger-Richtungen auch innerhalb eines Zyklus durchführen.

Variante 2

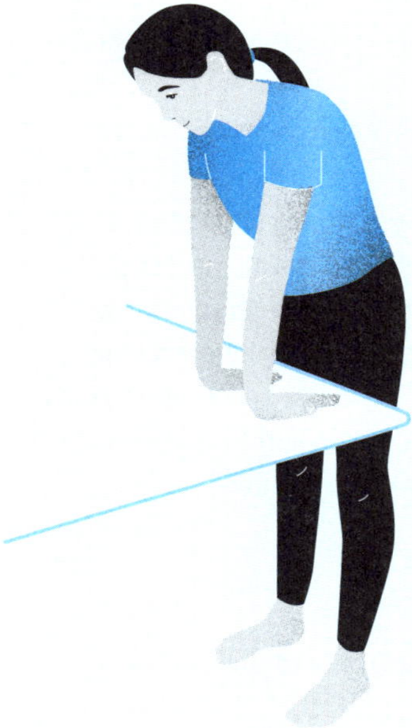

Variante 3

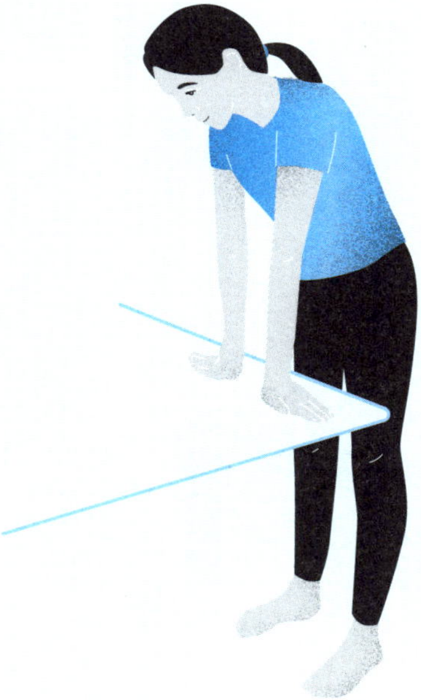

DIE SCHULTER-BERÜHRUNG

1. Setzen Sie sich aufrecht auf einen Stuhl und lassen Sie die Arme neben dem Körper hängen.
2. Strecken Sie die Unterarme mit den Handflächen nach oben vor sich aus. Die Ellenbogen bleiben am Körper.
3. Winkeln Sie nun beide Arme langsam und gleichzeitig an, bis Ihre Handflächen auf den Schultern liegen. Ihre Handgelenke bilden in dieser Position etwa einen 90-Grad-Winkel. Atmen Sie sehr ruhig und kontrolliert. Achten Sie darauf, dass Ihre Ellenbogen dicht am Körper bleiben. Achten Sie ebenfalls darauf, dass Ihre Schultern nicht nach vorn fallen.
4. Lassen Sie Ihre Hände zehn Sekunden auf den Schultern liegen und kehren Sie anschließend zurück in die Ausgangsposition.

WIEDERHOLUNG

+ Wiederholen Sie die Übung fünfmal.

Auch diese Übung können Sie ganz einfach in Ihre tägliche Routine einbauen.

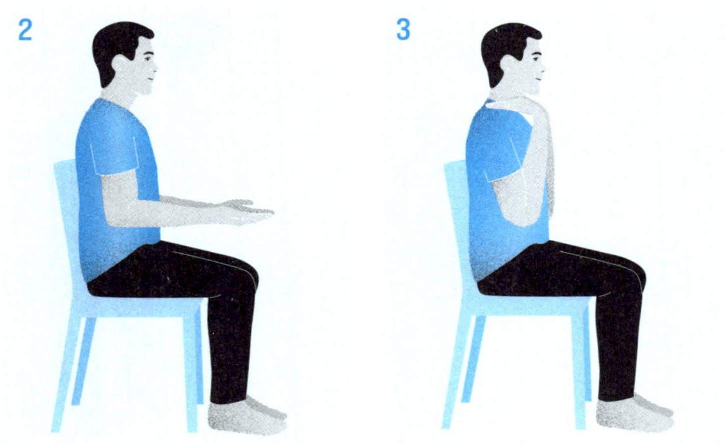

DER SCHULTER-ZUG

1. Setzen Sie sich aufrecht auf einen Stuhl. Atmen Sie tief durch.
2. Legen Sie nun eine Hand zwischen Ihre Schulterblätter, sodass sich der dazugehörige, angewinkelte Ellenbogen neben Ihrem Kopf befindet.
3. Nehmen Sie nun die andere Hand zur Hilfe und ziehen Sie über dem Ellenbogen an der Haut und den darunter liegenden Faszien Ihres Oberarms. Ziehen Sie kräftig, es kann nichts passieren. Halten Sie diese Position eine halbe Minute lang.
4. Kehren Sie in eine entspannte Position zurück und machen Sie eine halbe Minute Pause.

WIEDERHOLUNG

+ Wiederholen Sie diese Übung dreimal.

Sie dehnen mit dieser Übung die Faszien, die den *Musculus triceps brachii* – Sie kennen ihn sicher einfach als Trizeps – umgeben.

3

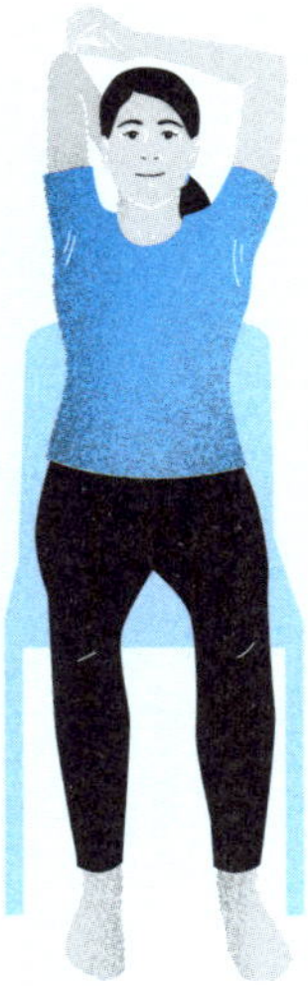

DIE HANDFLÄCHEN-ROTATION

1. Setzen Sie sich aufrecht auf einen Stuhl. Strecken Sie beide Arme mit den Handflächen nach unten gerade aus.
2. Wechseln Sie nun jeweils mit dem Einatmen und dem Ausatmen die Position der Handflächen. Mit dem Einatmen zeigen die Handflächen nach oben. Mit dem Ausatmen drehen Sie sie nach unten. Zwischen dem Ein- und Ausatmen machen Sie jeweils drei Sekunden Pause. Praktizieren Sie diesen Teil der Übung insgesamt eine Minute lang, nach Bedarf auch länger.
3. Wiederholen Sie die Übung jetzt mit zu den Seiten ausgestreckten Armen. Achten Sie darauf, dass Ihre Handflächen und Ihre Schultern eine gerade Linie bilden.

WIEDERHOLUNG

+ Machen Sie insgesamt drei Durchgänge.

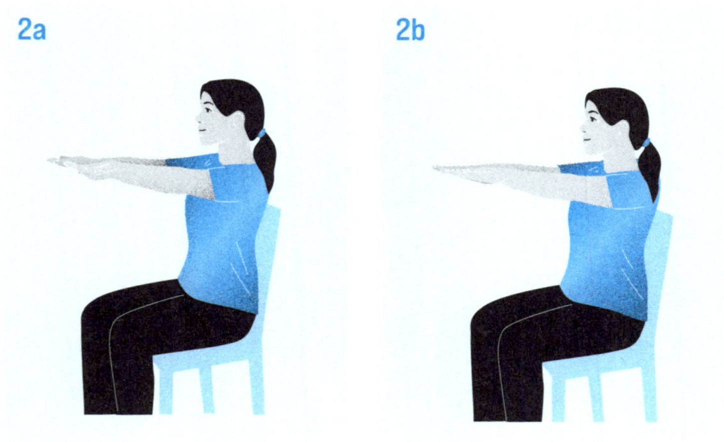

VARIANTE – ÜBER-KOPF-HALTUNG

1. Setzen Sie sich aufrecht auf einen Stuhl und strecken Sie die Arme möglichst gerade nach oben, die Handflächen zeigen zueinander. Die Oberarme sollten neben den Ohren sein.
2. Richten Sie sich in dieser Position gut ein. Manchmal, bei einer verkürzten Muskulatur oder bei Verspannungen, kann das einen Moment dauern. Atmen Sie zunächst dreimal tief durch.
3. Beginnen Sie nun mit der Rotation. Atmen Sie ein und drehen beide Handflächen über vorn nach außen. Halten Sie die Position drei Sekunden. Atmen Sie dann aus und drehen die Handflächen wieder zueinander. Praktizieren sie die Rotation eine Minute lang und machen Sie anschließend eine kurze Pause.

WIEDERHOLUNG

+ Machen Sie insgesamt drei Durchgänge.

  Es ist völlig normal, dass Sie Ihre Handflächen anfangs nicht um ganze 180 Grad nach außen drehen können. Das ist nicht schlimm.

3a

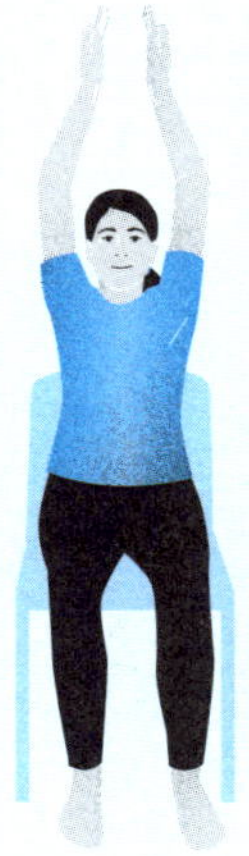

3b

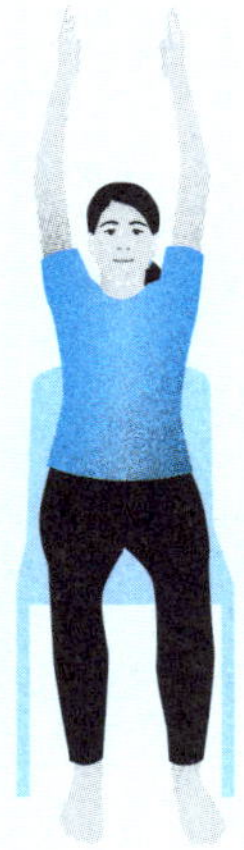

DIE AUTOFAHRER-LÄHMUNG

»Strecken, recken,
dehnen – bleiben
Sie mit Ihren Armen
in Bewegung.«

VOLLBREMSUNG FÜR DEN ELLENBOGEN

Ein Auto kann Ihre Gesundheit ausbremsen – und das sogar ganz unfallfrei. Wie das? Die sogenannte Autofahrer-Lähmung, einigen von Ihnen möglicherweise auch als Parkbank-Lähmung ein Begriff, ist eine Angelegenheit, die nicht nur Ihren Armen gehörig auf die Nerven gehen kann. Wir Mediziner sprechen von einem Kubitaltunnel-Syndrom oder einem Engpass-Syndrom, dem *Sulcus-Ulnaris-Syndrom*.

Sie verstehen gerade weder hü noch hott, weil Sie gar nicht Auto fahren und auch nicht in Parks sitzen? Kein Problem. Wir fangen ganz von vorn an: Unsere Muskeln können nur arbeiten, wenn unmittelbar zuvor unsere Nerven aktiv waren. Nur durch die permanente Arbeit unserer Nerven können wir beispielsweise mit der Hand etwas halten. Dabei hat ein Nerv, egal ob im Arm oder in anderen Körperregionen, grundsätzlich drei Aufgaben:

- Gefühlsvermittlung
- Versorgung der Muskulatur mit Informationen (der Muskel weiß von allein nicht, wann er sich zu bewegen hat)
- Steuerung der Gefäße

Musikantenknochen ohne Schutz

Richten wir unseren Blick nun auf die Autofahrer-Lähmung: Jeder Arm hat grundsätzlich drei Hauptnerven: Speichennerv (*Nervus radialis*), Mittelnerv (*Nervus medianus*) und Ellennerv (*Nervus ulnaris*). Im Zusammenhang mit der Autofahrer-Lähmung interessiert uns vor allem der Ellennerv. Fast jeder kennt ihn, allerdings eher unter dem Namen »Musikantenknochen«.

Wenn Sie sich den Ellenbogen unbeabsichtigt an der Außenseite stoßen, kommt es gefühlt zu einem elektrischen Schlag, der ein Summen bis zum kleinen Finger verursachen kann. Ich wette, Sie wissen genau, wie sich das anfühlt. Man trifft beim Anstoßen so gut wie nie den Knochen, sondern immer den Nerv, der in einer knöchernen Rille am Ellenbogen entlangverläuft. Der unangenehme Effekt, der dabei ausgelöst wird, ist an sich nicht gefährlich, sondern sogar gut, weil uns der Nerv auf diese Art zeigt, dass er funktioniert.

Die knöcherne Rinne soll den Nerv schützen. Nun ergeben sich im Alltag aber immer wieder Situationen, in denen der Nerv entweder in der Rinne eingeengt ist oder etwas freier darin liegt, dadurch weniger geschützt und äußeren Reizen stärker ausgesetzt ist. Die angenehmste Position für den Ellennerv ist, wenn die Arme einfach gerade herunterhängen. Jede Art von Beugung dagegen stört seine Ruheposition. Und je genervter der Nerv ist, desto schlechter ist es für uns. Denn Nerven, die gequetscht werden, haben nur eins im Sinn: Sie wollen ihre Funktion aufgeben.

Ellennerven in Gefahr

Mit Blick auf den Ellennerv und die Autofahrer-Lähmung müssen Sie sich jetzt folgendes Bild vorstellen: Viele Autofahrer legen den linken Arm während der Fahrt an der Kante zum Fenster der Fahrertür ab. Diese Haltung mag bequem sein und vielleicht auch cool aussehen, aber sie ist extrem ungesund für den Arm. Auch SUV-Fahrer, die diese Position wegen der Breite des Wagens nicht immer einnehmen können, sind von der Autofahrer-Lähmung betroffen. Sie legen ihre rechten Arme gerne auf der Mittelarmkonsole ab, in einem ähnlich ungesunden Winkel.

Und was hat es mit der Parkbank auf sich? Wenn Sie in einer romantischen Situation den Arm nicht nur um den geliebten Menschen legen, sondern ihn auch auf der Rückenlehne der Parkbank ablegen, nimmt auch hier das Unheil seinen Lauf: Liebe macht bekanntlich blind – und den Arm manchmal taub.

Die Autofahrer-Lähmung tritt bei Männern und Frauen gleichermaßen auf. Das Alter ist kein signifikantes Risiko. Hauptrisiko ist – neben der falschen Haltung – eine zu schwache Muskulatur. Und egal, wo die Lähmung entsteht, ob im Auto, mit abgestützten Ellenbogen am Schreibtisch oder auf der Parkbank: Das klassische Symptom ist Gefühllosigkeit. Die Verläufe sind dabei immer ähnlich. Betroffene verspüren das Taubheitsgefühl meist zuerst im kleinen Finger und an der Außenseite des Ringfingers.

FACT
Gequetschte Nerven

Sie kennen wahrscheinlich die Situation, dass Ihnen der Fuß einschläft, wenn Sie zu lange mit übereinandergeschlagenen Beinen sitzen. Viele Menschen denken dann, sie hätten die Durchblutung im Bein abgedrückt. Das ist ein Irrtum. Tatsächlich wurde in diesem Fall der Nerv am Wadenbeinköpfchen, dem *Nervus peroneus*, gequetscht. Der Nerv kann deshalb seine Aufgaben nicht mehr erledigen. Die Folge: Das Bein wird taub, schläft ein und die Muskulatur funktioniert nicht mehr richtig. Einschlafende Gliedmaßen sind grundsätzlich nicht gefährlich, wenn wir die Kompression, die den Nerv beeinträchtigt, rechtzeitig lösen. Wenn es zu diesen Kompressionen aber zum Beispiel im Schlaf kommt, dann kann es im Extremfall sogar passieren, dass man aufsteht, umknickt und sich womöglich die Außenbänder reißt oder den Außenknöchel bricht. Einfach nur, weil der Nerv nicht mehr arbeitet und die Muskulatur deshalb auch nicht funktioniert.

Bleibende Schäden

Anfänglich treten diese Taubheitsgefühle nur so lange auf, wie auch die Kompression besteht, also so lange, wie Ihr Arm in der für den Nerv unbequemen Position liegt. Tritt die Kompression aber wiederholt, zu lange und zu oft auf, kann der Nerv in relativ kurzer Zeit auch dauerhaft geschädigt werden. Und das bedeutet nicht selten, dass die Gefühllosigkeit bleibt.

Pauschal können wir sagen, dass schon nach einer einstündigen Quetschung des Nervs ein chronischer Druckschaden entstehen kann. Das bedeutet im Ernstfall: Das Kribbeln verschwindet nach einer Positionsänderung nicht mehr automatisch.

SELBSTTEST – SIND MEINE NERVEN FIT?

Sie können, falls Sie immer wieder ein Kribbeln in den Fingern verspüren und nicht wissen, woher es kommt, selbst herausfinden, ob Handlungsbedarf besteht.

Test 1: Vielleicht haben Sie schon davon gehört: Das sogenannte *Froment-Zeichen* tritt immer dann auf, wenn der *Nervus ulnaris* ein Problem hat. Es ist benannt nach dem französischen Neurologen Jules Froment (1878–1946), einem der bekanntesten europäischen Neurologen der ersten Hälfte des zwanzigsten Jahrhunderts.

Sein bis heute gültiger Test geht so: Drücken Sie mit dem gestreckten Daumen der betroffenen Hand auf den Zeigefinger. Ganz wichtig ist, dass der Daumen gerade ist und nicht gebeugt. Legen Sie nun ein Blatt Papier dazwischen und halten Sie es zwischen den Fingern fest. Wenn es Ihnen nicht gelingt, den Zettel mit der anderen Hand herauszuziehen, wenn Sie also genug Druck aufbauen können, um das Papier zu fixieren, ist alles ist in Ordnung.

Können Sie das Papier hingegen herausziehen, müssen Sie davon ausgehen, dass der Zwischenknochenmuskel, der zwischen Daumen und Zeigefinger verläuft, der 1. Musculus interosseus, eine Schwäche hat, die häufig durch eine Schädigung des Nervs entstanden ist.

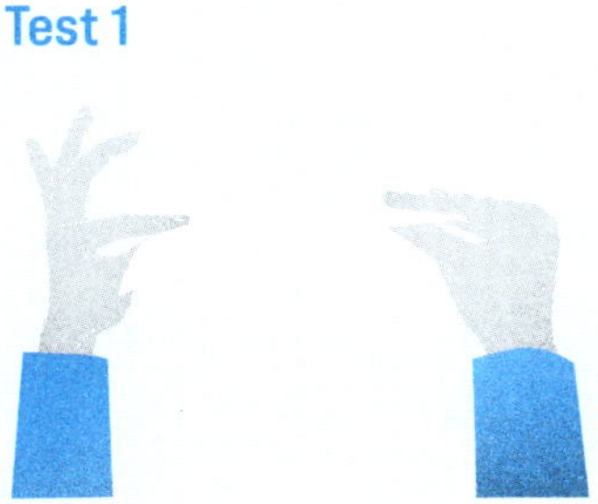

Test 2: Es gibt noch einen weiteren einfachen Selbsttest, der auf eine Nervenlähmung hinweisen kann. Spreizen Sie die Finger der der möglicherweise betroffenen Hand so weit wie möglich. Versuchen Sie nun, mit der anderen Hand den Zeigefinger und den kleinen Finger von außen zusammenzudrücken. Wenn Sie nicht gut gegenhalten können, ist die Muskulatur nicht voll funktionsfähig, was auf ein Problem mit dem Nerv hinweist.

Im Endstadium kann es sogar dazu kommen, dass die Muskulatur der gesamten Hand nicht mehr richtig funktioniert, sodass die Finger nicht mehr vollständig gestreckt werden können und sich durch die Nervenlähmung eine sogenannte Krallenhand bildet.

Test 3: Klopfen Sie vorsichtig auf den Knochen neben Ihrem Ellenbogen. Oder anders gesagt: Bringen Sie Ihren Musikantenknochen zum Musizieren. Wenn Sie den Nerv treffen, kribbelt es in aller Regel bis nach vorn in die Finger, sofern der Nerv über eine Grundempfindlichkeit verfügt – und gesund ist.

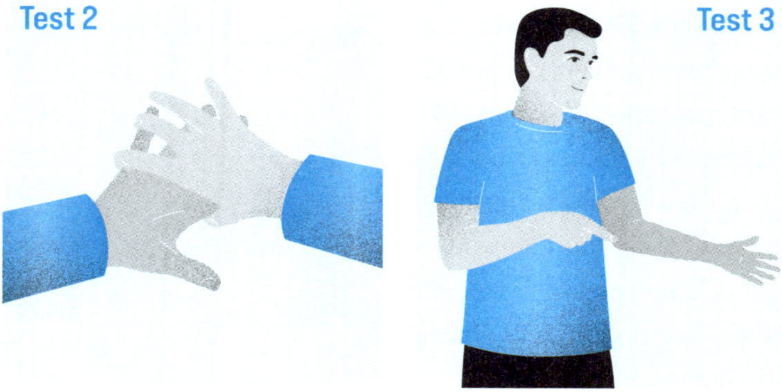

Wenn's kribbelt

Zurück zu den Symptomen: Sollten Sie auch ohne den eben beschriebenen Test 3 ein Kribbeln in den Fingern bemerken, beobachten Sie sich so genau wie möglich. Versuchen Sie herauszuarbeiten, wo genau es kribbelt. An welchem Finger? Oder sogar an mehreren? Nur an den Fingerspitzen oder auch seitlich? Das erleichtert die spätere Anamnese in der Arztpraxis, sodass Sie die wertvolle Zeit, die Sie während einer Untersuchung zur Verfügung haben, nicht verschwenden.

Wenn Sie das leichte Kribbeln an einem Finger oder an zwei Fingern erstmals wahrnehmen, müssen Sie nicht unbedingt sofort zum Arzt. Aber Sie sollten die Empfindung auch nicht ignorieren.

Rechtzeitig Hilfe suchen

Generell gilt: Wenn sich der Zustand Ihres Körpers plötzlich verändert, entwickeln Sie bitte keine Akzeptanz und auch keine Toleranz. Ich empfehle Ihnen daher: Wenn es an Ihren Fingern plötzlich dauerhaft kribbelt, sollten Sie die Situation maximal eine Woche beobachten. Wenn sich in dieser Woche nichts verbessert, obwohl Sie vielleicht sogar Ihre Haltung und Ihre Bewegungsabläufe verändert haben, sollten Sie eine orthopädische Praxis aufsuchen.

Manchmal kann der Weg zur richtigen Diagnose trotzdem noch weit sein – und Ihr Grundwissen ist deshalb besonders hilfreich. Warum weise ich Sie darauf hin? Leider ist es in der Praxis oft so, dass Betroffene zwar ein Kribbeln in den Fingern wahrnehmen und rechtzeitig ärztlichen Rat einholen. Doch viele meiner geschätzten Kolleginnen und Kollegen fokussieren sich dann auf die Halswirbelsäule, weil sie dort die Ursache der Taubheitsgefühle in den Fingern vermuten.

Bandscheibenvorfall ausschließen

Das ist nicht vollkommen falsch, weil der Nerv in der Halswirbelsäule seinen Ursprung hat und in der dort möglicherweise ein Bandscheibenvorfall vorliegen könnte. Weil wir aber auf die bildgebenden Verfahren manchmal sehr lange warten müssen und diese Untersuchungen den Bandscheibenvorfall dann oft erst nach Wochen ausschließen, wird wertvolle Zeit verschwendet, in der wir den Nerv an der Stelle, an der er uns wirklich braucht, längst hätten behandeln könnten.

Wir haben alle keinen Röntgenblick. Und auch keine Glaskugel, die uns bei den Diagnosen hilft. Ich behaupte aber: Wir brauchen beides auch gar nicht. Ich wäre in Ihrem Sinne schon zufrieden, wenn bei Kribbeln in den Fingern nicht ausschließlich an einen Bandscheibenvorfall gedacht wird.

Das Glück im Unglück ist: Nerven funktionieren ganz ähnlich wie Stromleitungen. Sie geben Impulse weiter. Wenn man also nach zahlreichen Untersuchungen feststellt, dass die Halswirbelsäule nicht der Auslöser der Taubheitsgefühle in den Fingern ist, empfiehlt es sich, die Leitfähigkeit der Nerven zu messen. Deshalb sollte bei Empfindungsstörungen grundsätzlich auch ein Neurologe zurate gezogen werden, der die Nervenleitgeschwindigkeit messen und auch feststellen kann, in welche Richtung die Leitung gestört ist und wo genau sich die Störung befindet.

Schonen und behandeln

Die Regeneration einer Autofahrer-Lähmung nimmt nicht selten Monate in Anspruch. Denn es dauert lange, bis Nerven sich erholt haben. Neben klassischer Vermeidung der Ursachen – also

Druck und Last – helfen dem Körper die Vitamine B1 und B6, die dazu beitragen, dass sich die Nerven wieder erholen können. In der Regel wird auch Physiotherapie verordnet, um Entspannungstechniken zu erlernen. Meistens wird drei Monate später noch einmal eine neurologische Untersuchung durchgeführt, bis die Störung als behoben betrachtet werden kann.

Eine schlechte Nachricht kann ich Ihnen leider nicht ersparen. Wenn Sie rechtzeitig behandelt werden, wenn Sie also nur unter Gefühlsstörungen und Taubheit leiden, lässt sich die Autofahrer-Lähmung so gut wie immer vollständig heilen. Wenn aber bereits die Muskeln in ihrer Funktion eingeschränkt sind und sich im schlimmsten Fall sogar schon zurückbilden, wir nennen das *Atrophie*, ist die Schädigung durch die Erkrankung häufig nicht umkehrbar. In diesen Fällen kann es dazu kommen, dass Patienten mit verminderter Kraft und einer eingeschränkten Funktion der Hand weiterleben müssen.

Vorbeugen und bewegen

Doch es muss ja gar nicht erst zur Störung kommen. Sie können Nerven, speziell den *Nervus ulnaris*, über den wir hier sprechen, prophylaktisch schützen und so vielleicht sogar den Besuch beim Arzt unnötig machen. Der Schlüssel zur Gesundheit ist, wie so oft in der Orthopädie, eine kontrollierte Haltung und ein gezieltes, kräftigendes Training.

Dazu ein paar Regeln: Vermeiden Sie häufiges Sitzen mit gebeugten Ellenbogen, in Zwangshaltung, wie wir es nennen. Nicht selten kommt durch das Ablegen der Arme auch noch ein mechanischer Druck hinzu, der die Gefahr für den Nerv erhöht.

Falls das nicht möglich ist: Bewegen Sie Ihre Arme regelmäßig. Strecken Sie sie aus: nach vorn, zur Seite, nach oben. Gönnen Sie ihnen Pausen. Dehnen Sie sich im Türrahmen, hängen Sie sich aus. Nutzen Sie einfach jede Möglichkeit, Ihre Arme zu bewegen. Dazu gehört auch, die Muskulatur der Unterarme gezielt zu stärken. Denn: Je schwächer die Muskulatur an den Unterarmen ausgeprägt ist, desto weniger ist der *Nervus ulnaris* geschützt.

Vermeiden Sie zudem unbedingt zu starken Druck auf Ihre Unterarme. Legen Sie Ihre Unterarme nicht auf harte Kanten, polstern Sie diese, wenn möglich, ab. Vermeiden Sie Routinen. Verändern Sie die Höhe Ihrer Armlehnen oder verzichten Sie auch mal ganz darauf.

Unterstützung der Arme im Schlaf

Dass ausgestreckte Arme ein gesünderes Leben führen, habe ich ja schon erklärt. Aber wie gelingt es uns, unsere Arme im Schlaf zu kontrollieren, wenn wir ja eigentlich loslassen und die Kontrolle abgeben? Dazu brauchen die Arme etwas Hilfe. Um zu vermeiden, dass Sie mit zu stark angewinkelten Armen schlafen, können Sie sich nachts ein einfaches Handtuch um den Ellenbogen wickeln und mit Klebeband befestigen. Das Ziel ist, den Ellenbogen nicht mehr komplett beugen zu können. Denn: Je mehr Sie den Arm beugen, desto mehr Stress hat ihr Nerv im Schlaf. Wenn Sie auf diese Weise nur bis zu einer Beugung von 30 Grad kommen, ist der Nerv bereits entlastet – und erholt sich im Schlaf.

Kommen wir nun zu den Übungen, mit denen Sie die Autofahrer-Lähmung vermeiden können. Wie immer kommt es auch bei der Therapie und Vorbeugung dieser Erkrankung auf das Wechselspiel zwischen Dehnung und Kräftigung an.

DER UNTERARM-GRIFF

1. Strecken Sie Ihren linken Arm gerade nach vorn aus. Umgreifen Sie nun mit Ihrer rechten Hand Ihren linken Unterarm. Der Daumen Ihrer rechten Hand liegt dabei auf der unterseitigen Muskulatur Ihres linken Unterarms.
2. Machen Sie nun mit der linken Hand eine Faust. Halten Sie diese für zehn Sekunden. Atmen Sie dabei langsam und kontrolliert weiter.
3. Lösen Sie die Faust, atmen Sie zweimal tief ein und aus und beginnen Sie von vorn.

WIEDERHOLUNG

+ Machen Sie mit jedem Arm sechs Durchgänge.

Diese Übung ist ein Test, wie stark die Muskulatur im Unterarm ist. Sie steigert die Durchblutung und kräftigt die Muskulatur. Während Sie die Faust machen, spüren Sie, wie Ihre Muskeln Kraft schöpfen.

2

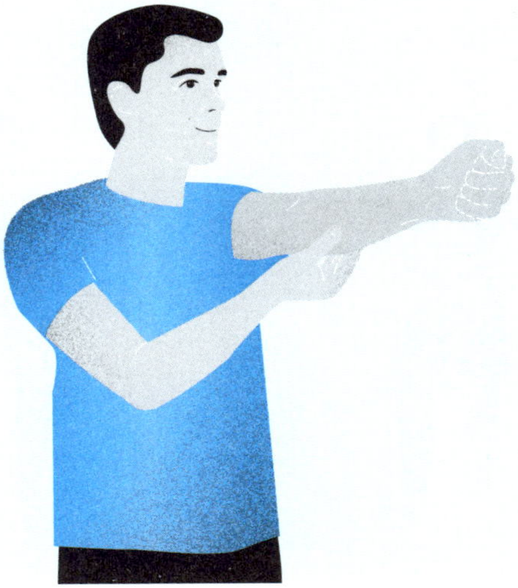

DIE HAND-ROTATION

1. Setzen Sie sich aufrecht auf einen Stuhl.
2. Strecken Sie Ihre Arme seitlich aus, gehen Sie so weit wie möglich in die Streckung und atmen Sie einmal tief durch.
3. Winkeln Sie die Unterarme nun 90 Grad nach vorn ab, sodass Ihre Finger nach vorn und Ihre Handrücken nach oben zeigen.
4. Beginnen Sie jetzt mit Ihren Handgelenken zu rotieren, sodass abwechselnd Ihre Handrücken und Ihre Handflächen nach oben zeigen.
5. Führen Sie Ihre Arme nach 30 Sekunden in eine entspannte Ausgangsposition zurück, machen Sie eine kurze Pause und beginnen anschließend von vorn.

WIEDERHOLUNG

+ Machen Sie insgesamt drei Durchgänge.

Wenn bereits Symptome der Autofahrer-Lähmung aufgetreten sind, empfiehlt sich diese Stärkung für die Hand besonders. Ziel ist es, gezielt die Muskulatur, die durch den *Nervus ulnaris* versorgt wird, anzuregen.

2

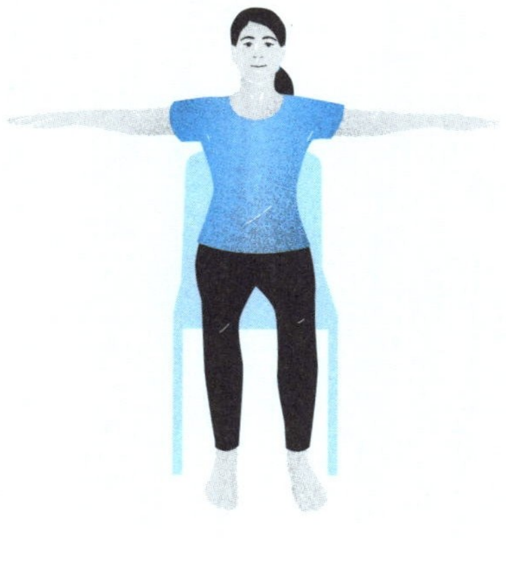

3

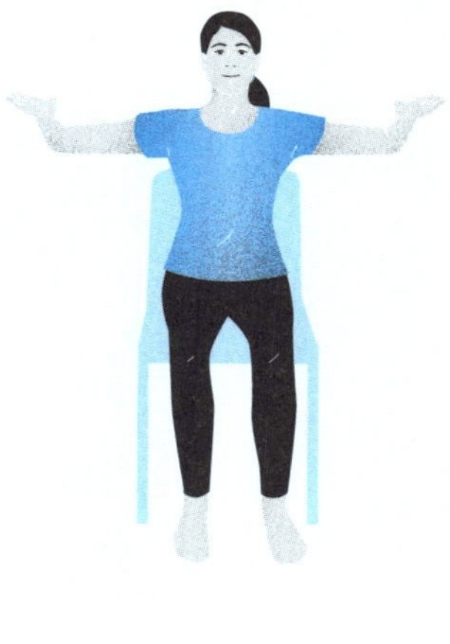

DIE HANDSPREIZUNG

1. Legen Sie die Hand Ihrer betroffenen Seite vor sich auf einen Tisch. Spreizen Sie die Finger in Anspannung weit auseinander und halten Sie die Position zehn Sekunden lang.
2. Nehmen Sie anschließend wieder eine entspannte Haltung ein.

WIEDERHOLUNG

+ Machen Sie fünf Wiederholungen.

Sie können die Übung auch prophylaktisch, also parallel mit der nicht betroffenen Hand durchführen.

1

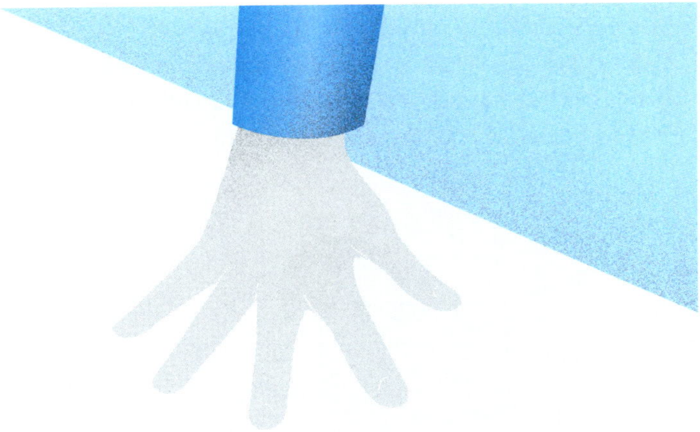

DIE GEBALLTE FAUST

1. Setzen Sie sich an einen Tisch und stellen Sie die Ellenbogen auf.
2. Strecken Sie Ihre Finger in Richtung Himmel, die Handflächen zeigen zueinander. Machen Sie nun mit beiden Händen eine große Faust. Das bedeutet, dass die Ihre Finger nach Möglichkeit so tief in die Handinnenflächen krallen, bis die Fingerspitzen möglichst nicht mehr zu sehen sind. Die Daumen sind außen.
3. Halten Sie die Fäuste mit so viel Kraft, dass Sie es bis in die Unterarme spüren, ungefähr sechs Sekunden lang.
4. Nehmen Sie anschließend wieder eine entspannte Haltung ein.

WIEDERHOLUNG

+ Machen Sie drei Wiederholungen.

Diese Übung stärkt nicht nur die Unterarmmuskulatur, sondern auch die kleinen Handmuskeln. Außerdem tut es vielleicht auch mal gut, die Faust zu ballen, aber sie nicht einzusetzen.

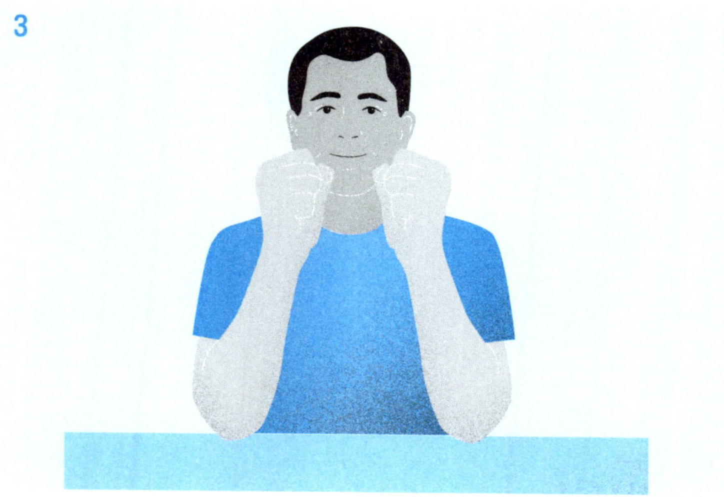

DAS O

1. Setzen Sie sich an einen Tisch und stellen Sie die Ellenbogen auf.
2. Strecken Sie Ihre Finger in Richtung Himmel, die Handflächen zeigen zueinander. Berühren Sie nun mit beiden Zeigefingern die Daumen der jeweils selben Hand, sodass Sie mit Daumen und Zeigefinger ein O formen. Achten Sie darauf, dass die übrigen Finger nach oben zeigen.
3. Halten Sie diese Position sechs Sekunden lang und entspannen Sie anschließend kurz.

WIEDERHOLUNG

+ Machen Sie fünf Wiederholungen.

  Ich nenne diese Übung allein wegen der Optik »Das O«. Zur Stärkung Ihrer Handmuskulatur ist sie das A und O.

2

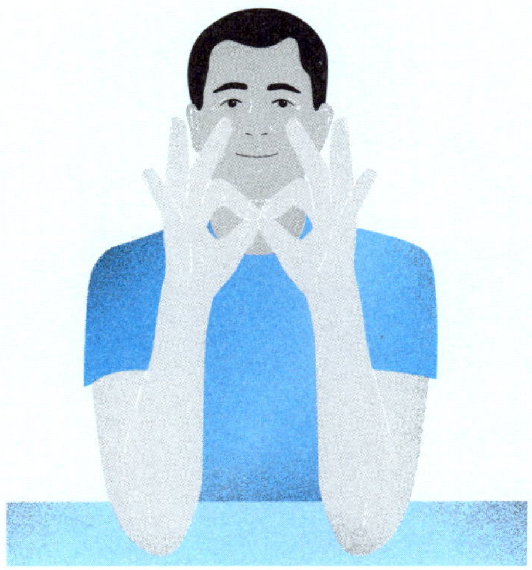

DAS BIRNEN-MUSKEL-SYNDROM

»Dehnen und Wärme
sind die besten
Erste-Hilfe-Maßnahmen,
wenn der
Birnenmuskel
Schwierigkeiten
macht.«

WIE SITZEN KRANK MACHT

Bevor Sie zu lange rätseln: Der Birnenmuskel, mit dem wir uns im folgenden Kapitel beschäftigen, hat nichts mit dem ehemaligen Bundeskanzler Helmut Kohl und seinem Spottnamen »Birne« zu tun, der Kohl wegen seiner Kopfform angehängt worden ist.

Der Birnenmuskel, *Musculus piriformis,* sitzt gar nicht am Kopf, er liegt ziemlich versteckt in der Gesäßmuskulatur. Er befindet sich auf beiden Seiten des Gesäßes ziemlich genau in der Mitte der Pobacken, verbindet das Kreuzbein, *Os sacrum,* und den Oberschenkel, *femur,* und liegt in unmittelbarer Nähe des Sitzbeins, *Os ischii.* Das Birnenmuskel-Syndrom, *Piriformis-Syndrom,* ist folglich nichts anderes als eine schmerzhafte Erkrankung der Gesäßmuskulatur.

Po-Muskeln steuern unseren Gang

Der *Musculus piriformis* ist ein Hüftdrehmuskel. Stellen Sie sich vor, Sie sitzen mit v-förmig geöffneten Beinen auf einem Stuhl. In dieser Position ist das Hüftgelenk nach außen gedreht – und der Birnenmuskel ziemlich entspannt. Das tut ihm grundsätzlich gut. Wenn Sie hingegen mit geschlossenen Beinen sitzen, wird der Birnenmuskel gedehnt, weil auch das Hüftgelenk nach innen gedreht ist. Das kann beim Sitzen, wenn der Muskel gereizt ist, sehr unangenehm sein. Sie können die Arbeit des Birnenmuskels auch im Stand beobachten. Wenn Sie geradestehen und aus dieser Position Ihre Fußspitzen nach außen drehen, geht das nur mit der Unterstützung des Birnenmuskels.

Die Gesäßmuskulatur fällt uns im Alltag oft erst im Sportstudio auf, weil wir uns dort besonders intensiv um sie kümmern. Wenn Sie einen »Bauch, Beine, Po«-Kurs belegen, dann werden dort vor allem der große Po-Muskel (*Musculus gluteus maximus*), der mittlere Po-Muskel (*Musculus gluteus medius*) und der kleine Po-Muskel (*Musculus gluteus minimus*) trainiert. Denn je kräftiger diese drei Muskeln sind, desto knackiger wird Ihr Po.

Ein knackiger Po ist nicht nur aus Schönheitsgründen, sondern auch aus orthopädischer Sicht erstrebenswert. Es ist wichtig , die Po-Muskeln zu trainieren, weil sie wesentlich für unser Gehen und vor allem für das Treppensteigen verantwortlich sind. Ebenso sorgen sie für eine gute Balance des Beckens. Wenn die Muskulatur am Po zu schwach ist, hinken wir. Das sogenannte Trendelenburgsche Hinken oder auch Hüfthinken deutet darauf hin, dass *Gluteus medius* und *Gluteus minimus* nicht richtig arbeiten.

Ist mein Becken stabil?

Das Hüfthinken, das auf eine nicht ordnungsgemäß arbeitende Muskulatur zurückzuführen ist, können Sie selbst diagnostizieren. Ich gebe Ihnen dafür zwei schnelle Tests an die Hand.

Test 1: Lassen Sie sich in eng anliegender Kleidung von hinten beim Gehen filmen und betrachten Sie dann, wie Ihr Becken sich beim Gehen verhält. Wenn Sie unter dem Trendelenburgschen Hinken leiden, sinkt beim Gehen eine Seite des Beckens sichtbar ab.

Test 2: Lassen Sie sich im Einbeinstand von hinten fotografieren und betrachten Sie wieder den Stand Ihres Beckens. Wenn das Becken diese Position nicht gut halten kann, wenn es also zu der Seite sinkt, auf der Sie nicht stehen, ist es sehr wahrscheinlich, dass Sie auf dieser Seite unter einer Muskelschwäche leiden, die sich im schlimmsten Fall sogar bis zu einer Lähmung verschlechtern kann.

Nachbarschaftsprobleme – Ischias und Birnenmuskel

Probleme mit dem Birnenmuskel sind vor allem auch deshalb so schmerzhaft, weil der Muskel in unmittelbarer Nähe zum Ischiasnerv, *Nervus ischiadicus,* liegt. Der Hauptnerv, der sich aus den Nerven am Rücken bildet und von dort bis ins Bein reicht, ist einer der stärksten Nerven im Körper und kann viel Unruhe stiften.

Durch unsere Trägheit ist der *Nervus ischiadicus* permanent in Gefahr. Denn durch den generellen Mangel an Bewegung und durch nicht immer optimales und vor allem langes Sitzen neigt der Birnenmuskel dazu, sich zu verspannen und zu verkürzen. Da der Ischiasnerv in unmittelbarer Nähe liegt, bekommt er dies direkt zu spüren, weil er plötzlich nicht mehr weich, sondern hart gebettet ist. Nerven tolerieren jedoch keinen Druck. Und wie lautet die unmittelbare Reaktion? Es kommt zu Schmerzen.

Das ist ein doppeltes Problem. Denn diese von Birnenmuskel und Ischiasnerv verursachten Schmerzen strahlen nicht selten bis ins Bein aus und werden deshalb fälschlicherweise oft als Bandscheibenvorfälle diagnostiziert. Bei beiden Erkrankungen, Birnenmuskel-Syndrom und Bandscheibenvorfall, können neben den Schmerzen auch Taubheitsgefühle und Kribbeln, sogenannte Sensibilitätsstörungen, auftreten.

Dabei unterscheiden sich die Erkrankungen mit fast identischen Symptomen deutlich: Im Gegensatz zu einem Bandscheibenvorfall lassen sich die Schmerzen bei einem Birnenmuskel-Syndrom sehr gut kontrollieren und lokal bewusst auslösen, sodass die Diagnose einfach ist (siehe Selbsttest Seite 141).

Wenn jeder Sitz zum Problem wird

Das Birnenmuskel-Syndrom entwickelt sich still und leise. Anfangs treten die Beschwerden nur bei längerem Sitzen auf, vor allem beim Sitzen auf besonders harten Flächen. Wenn sich das Syndrom dann verschärft, kann sich der Muskel ab einem gewissen Punkt gar nicht mehr entspannen. Und plötzlich werden Sie feststellen, dass Sie auch auf weichen Sitzen Schmerzen haben – sogar in Ihrem Auto, das ja – in aller Regel – gut gepolstert ist.

Wenn es so weit ist, bleibt der Schmerz permanent und die Symptome steigern sich. Sind die meisten Beschwerden anfangs vom Muskel ausgegangen, kommen nun immer mehr Symptome hinzu, die durch den Nerv verursacht werden: Taubheitsgefühle, Kribbeln und bei starkem Druck auf den Nerv auch eine Schwächung des Muskels sowie das eingangs beschriebene Hinken.

SELBSTTEST – BIRNENMUSKEL ODER BANDSCHEIBE?

Sie selbst können ein Birnenmuskel-Syndrom von einem Bandscheibenvorfall unterscheiden und so Ihren Körper besser verstehen. Um festzustellen, woher Ihre Schmerzen rühren, müssen Sie lediglich die Stelle in der Mitte der Pobacke, wo der Birnenmuskel sitzt, mit Druck manipulieren.

Das funktioniert gut mit dem Daumen. Sie können aber auch einen Tennis- oder einen Golfball zur Hilfe nehmen, den sie über die betroffene Stelle rollen. Ist dieser Druck schmerzhaft, ist ziemlich sicher der Birnenmuskel dafür verantwortlich.

Umgekehrt können Sie durch einen einfachen Test das Birnenmuskel-Syndrom auch ausschließen. Legen Sie sich dafür flach auf den Rücken und heben Sie das Bein auf der betroffenen Seite ausgestreckt an. Wenn Sie auf der Rückseite des Beines bei einem Winkel ab etwa 30 Grad Schmerzen verspüren, spricht das gegen das Birnenmuskel-Syndrom und für eine Problematik an den Bandscheiben.

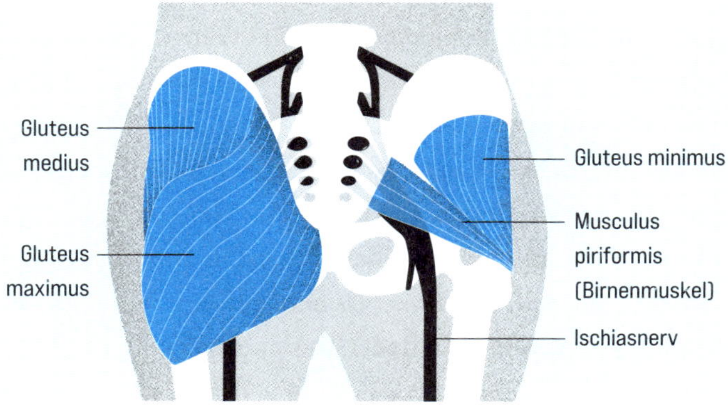

Vorbeugen und behandeln

Das Birnenmuskel-Syndrom ist grundsätzlich selbst verschuldet, und zwar durch zu wenig Bewegung und falsches Sitzen. Aber – und das ist die gute Nachricht – es ist auch vollständig heilbar. Wichtig ist gesundes Sitzen: Das hängt zum einem von den Möbeln ab, auf denen wir sitzen, und zum anderen davon, wie oft wir während des Sitzens unsere Position verändern. Damit ist es nicht zwingend an die Frage gebunden, wie lange wir sitzen, bis es ungesund wird. Ich halte es aber für notwendig, nach einem Zeitraum von maximal einer Stunde kurz aufzustehen und sich fünf Minuten zu bewegen. Auch während des Sitzens sollten Sie Ihre Position immer wieder verändern und zudem kleine Dehnungen einbauen.

Sie können das Problem langfristig nur lösen, indem Sie aktiv etwas zur Entspannung des Muskels beitragen. Dabei wirkt der Selbsttest mit Bällen von Seite 141 schon wie eine kleine Massage. Das ist ein guter erster Schritt, wird aber auf Dauer keine Lösung sein. Sie sollten deshalb versuchen, den Muskel aktiv zu fordern, um seine Durchblutung zu verbessern. Eine bessere Durchblutung des Muskels führt zwangsläufig zur Entspannung. Denn mehr Durchblutung bedeutet immer auch viel Wärme. Und schließlich wird der Muskel auf diese Weise aus sich heraus wieder lockerer – und die Schmerzen lassen nach.

Die folgenden Übungen, die einerseits der Dehnung und andererseits der Kräftigung dienen, helfen Ihnen, das Birnenmuskel-Syndrom ganz zu vermeiden oder zu lindern. Es kann dabei vorkommen, dass Sie an die Schmerzgrenze gehen müssen. Das ist okay. Aber gehen Sie bitte nicht darüber.

DIE BALL-WAND

1. Stellen Sie sich mit dem Rücken zur Wand.
2. Schieben Sie nun einen Tennis- oder Golfball zwischen Wand und die eine Seite Ihres Gesäßes und drücken Sie den Ball mit dem Gesäß an die Wand.
3. Rollen Sie eine Minute lang mit leichtem Druck über ihre Gesäßhälfte, um den Birnenmuskel zu entspannen.
4. Wiederholen Sie die Übung anschließend auf der anderen Seite Ihres Gesäßes.

Vom Einsatz der Bälle haben Sie bereits im Zusammenhang mit der Diagnose des Birnenmuskel-Syndroms gehört (siehe Seite 141). Sie können diese Übung aber auch wunderbar rein prophylaktisch durchführen.

2

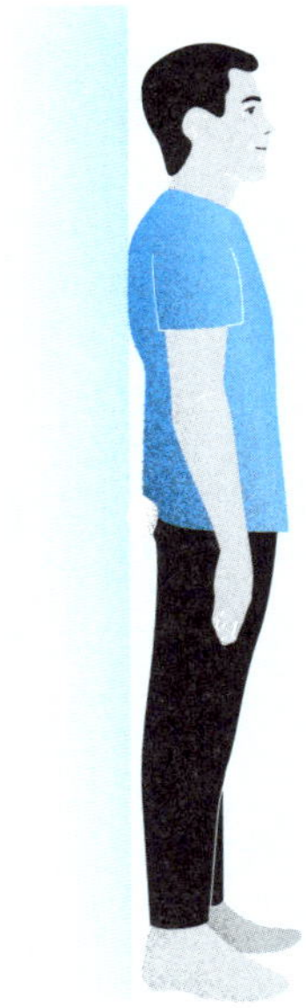

DER HALBE SCHNEIDERSITZ

1. Setzen Sie sich aufrecht auf einen Stuhl. Die Beine stehen hüftbreit auseinander, die Zehen zeigen nach vorn.
2. Legen Sie nun das Bein der Seite, auf der Sie Schmerzen haben, so über das andere, als ob Sie einen einseitigen Schneidersitz machen würden. Der äußere Fußknöchel des abgewinkelten Beins liegt auf der Knieoberseite des aufgestellten Beins.
3. Drücken Sie Ihr angewinkeltes Bein mit der Hand vorsichtig in Richtung Boden, bis Sie eine Spannung im Gesäß spüren. Atmen Sie tief ein und aus und verweilen Sie am tiefsten möglichen Punkt so lange, wie Sie können. Spüren Sie bewusst, wie sich der Birnenmuskel dehnt.
4. Führen Sie das Bein anschließend wieder zurück in die Ausgangsposition und lockern Sie sich.

WIEDERHOLUNG

+ Sie können die Dehnung beidseitig mehrmals am Tag durchführen und idealerweise auch dann, wenn Sie keine Schmerzen haben. Diese Übung sollte unmittelbar Entspannung bringen, weil sie den Birnenmuskel dehnt.

3

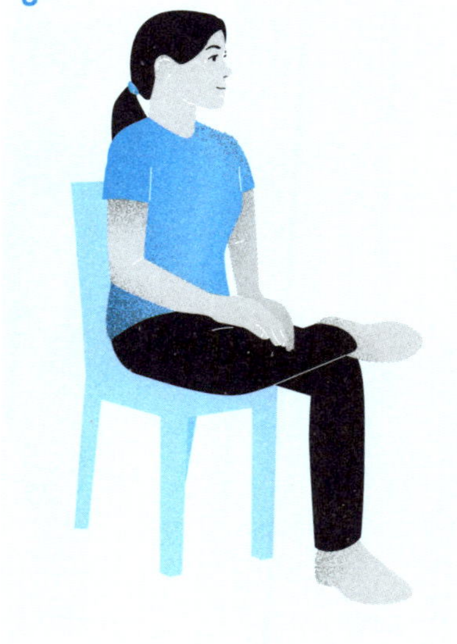

DER LIEGE-ZUG

1. Legen Sie sich flach auf den Rücken. Beide Beine sind ausgestreckt.
2. Heben Sie das rechte Bein über das linke Bein und stellen Sie Ihren rechten Fuß neben dem linken Bein in Höhe Ihres linken Knies auf.
3. Drücken Sie nun das rechte Bein mit der linken Hand zur linken Seite, bis Sie einen Zug im Gesäß spüren.
4. Halten Sie diesen Druck zehn Sekunden aufrecht und kehren Sie kurz in die Ausgangsposition zurück.

WIEDERHOLUNG

+ Machen Sie drei Wiederholungen und wechseln Sie anschließend die Seiten.

  Diese Übung dient der Dehnung des Birnenmuskels und eignet sich als Soforthilfemaßnahme gegen Schmerzen.

3

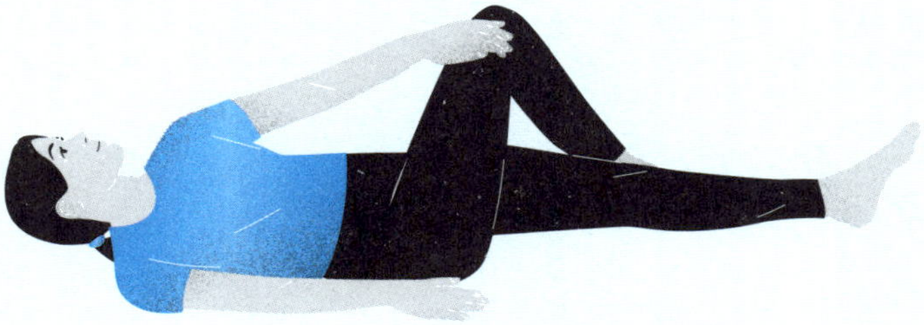

FLIP-FLOP-
FÜSSE

»Auch ein völlig
gesunder Fuß senkt sich
im Laufe des Lebens ab.
Deswegen erhöhen sich
die Risiken, die mit
Flip-Flops & Co
einhergehen, mit
zunehmendem Alter
des Trägers.«

DIE KRUX MIT DER MODE

Auch in der Orthopädie gibt es Saison-Erkrankungen: Dass die Skisaison mehr Knochenbrüche in die Wartezimmer schwemmt, leuchtet ein. Im Frühjahr beginnen dann viele Menschen wieder vermehrt mit Sport, haben aber leider die Rechnung ohne ihre Knie gemacht. Im Herbst schließlich häufen sich Unfälle auf nassem Laub, das Handgelenken und Knöcheln gleichermaßen gefährlich werden kann. Einer Symptomatik, die ausschließlich in den Sommermonaten auftritt, widmen wir uns nun: den Flip-Flop-Füßen.

Ich entschuldige mich gleich dafür, dass ich Ihnen möglicherweise Ihre Lieblingsschuhe madig machen werde. Aber Flip-Flops müssen aus orthopädischer Sicht leider als wahre Tretminen für Ihre Füße bezeichnet werden.

Grundsätzlich nimmt die Zahl der Fußbeschwerden im Laufe des Sommers auffallend zu. Grund dafür sind (in aller Regel) die falschen Schuhe – oder die komplette Abwesenheit von Schuhen. Viele Menschen laufen im Sommer mehr barfuß, tragen Flip-Flops oder andere vorn und hinten offene Sandalen, die vor allem bei Fehlstellungen der Füße schnell zu Problemen führen können.

FACT
Flip-Flops

Flip-Flops, auch Zehentrenner-Sandalen genannt, kamen in den 1950er-Jahren aus Japan nach Amerika. Das charakteristische Geräusch, das beim Laufen mit Flip-Flops bei jedem Schritt erklingt, gab den Schuhen dann ihren Namen. Dass diese Sandalen allerdings auch zum Flop für die allgemeine Fußgesundheit werden können, interessiert leider bis heute nur die allerwenigsten. Schon gar nicht diejenigen, die möglichst viele Flip-Flops an den Mann, die Frau und die Füße bringen wollen.

Der perfekte Fuß

Zurück zu den Beschwerden. Die allerwenigsten Menschen haben den optimalen Fuß. Fehlstellungen der Füße sind nicht die Ausnahme, sie sind die Regel. Aber wie genau müssen wir uns den optimalen Fuß vorstellen? Er ist, und das muss ich fast ein wenig emotional sagen, ein Meisterwerk der körperlichen Architektur. Er ist quasi unser Fundament. Und was passiert einem Haus, das ein schlechtes Fundament hat? Es gerät ins Wanken – und fällt im schlimmsten Fall in sich zusammen.

Der optimale Fuß zeichnet sich dadurch aus, dass die Fußgewölbe sehr gut ausgeprägt, also deutlich sichtbar sind. Das Längsgewölbe verläuft an der Innenseite des Fußes vom großen Zeh, dem *Hallux*, bis hin zum Fersenknochen, dem *Calcaneus*, oder umgangssprachlich der Hacke.

Das Quergewölbe verläuft in der Höhe der sogenannten Mittelfußköpfchen, den *Metatarsi capitis*, über die gesamte

Breite des Vorderfußes (*Antetarsus*) quer vom großen Zeh bis hin zum kleinen Zeh, dem *Digitus minimus*. Der optimale Fuß, auf dem wie gesagt kaum jemand durchs Leben geht, präsentiert sich demnach bei einem Abdruck mit lediglich drei Hauptbelastungspunkten:

- Großzehenballen (*Hallux*)
- Kleinzehenballen (*Digitus quintus*)
- Fersenknochen (*Calcaneus*)

Dass dieser optimale Fuß leider nur noch selten vorkommt, ist unter anderem der Tatsache geschuldet, dass wir schon ab Beginn unseres Lebens kaum noch barfuß gehen oder laufen. Das hat zur Folge, dass die Muskulatur der Füße immer seltener die Chance bekommt, sich optimal auszuprägen.

FACT
Hornhaut

Ein guter Indikator für eine Fußerkrankung ist das verstärkte Auftreten von Hornhaut unter den Füßen. Wenn Sie etwa in der Mitte des Quergewölbes plötzlich Hornhaut feststellen, ist diese Hornhaut das Ergebnis von zu starken Belastungen der Füße – und einem eingesunkenem Quergewölbe. Auch Hornhaut innen am Längsgewölbe deutet auf ein Problem hin.
Unter dem Großzehen-, unter dem Kleinzehenballen und hinten an der Ferse ist Hornhaut hingegen durchaus normal und manchmal sogar sinnvoll.

SELBSTTEST – HABE ICH EINE FEHLSTELLUNG DER FÜSSE?

Sie können relativ einfach selbst feststellen, wo bei Ihren Füßen der Schuh drückt – oder eben nicht. Und das geht so: Wenn Sie Ihren Fuß von unten mit Farbe bemalen und anschließend auf ein weißes Blatt Papier stellen, dann haben Sie und Ihre Füße, wenn Sie nur die drei Hauptbelastungspunkte (siehe Seite 151) sehen, das große Los gezogen.

Sie können diesen Test alternativ auch mit nasser Fußsohle durchführen. Das Ergebnis ist meist etwas weniger deutlich erkennbar als beim Test mit Farbe, aber dennoch aussagekräftig.

Wenn Sie allerdings nur einen einzigen großen Farb- oder Wasserfleck ohne Konturen sehen, ist das ein deutliches Anzeichen für eine Fehlstellung – und ein deutliches Ausschlusskriterium für Flip-Flops. Die einfachste Regel bei dieser Eigenanalyse lautet: je weniger Abdruck, desto besser, desto gesünder ist Ihr Fuß.

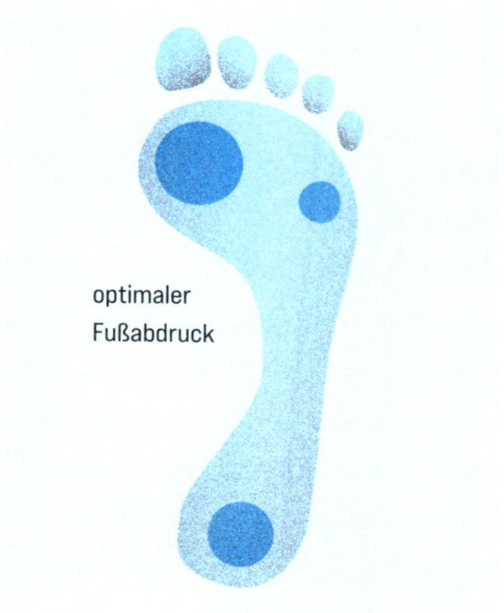

Veränderungen beobachten

Wenn Sie Ihre Fußabdrücke untersucht haben, werfen Sie anschließend einen sehr genauen Blick auf die Optik Ihrer Füße. Die interessanten Fragen dabei sind:

- Haben sich Ihre Füße im Laufe der Zeit optisch verändert?
- Sehen beide gleich aus oder unterscheiden sie sich?
- Sind sie gleich groß?
- Hat sich die Schuhgröße im Laufe der Jahre verändert?

Wenn Ihnen bei dieser Selbsteinschätzung etwas besonders auffällt, möchte Sie an dieser Stelle erneut motivieren, sich zu trauen, Ihren Arzt auch auf Kleinigkeiten hinzuweisen. Je früher Sie mit den jeweiligen Experten in den Dialog gehen, desto besser ist es für Ihre Gesundheit. Man kann fast immer vorbeugen!

Ein gutes Anzeichen für besonders gesunde Füße ist es übrigens, wenn Ihnen alte Schuhe, die Sie lange nicht getragen haben, auch nach Jahren noch passen und sogar bequem sind. Vielleicht haben Sie ja Ihre Hochzeitschuhe noch?

Grundsätzlich ist das fortschreitende Alter an sich schon ein Risikofaktor für Ihre Füße. Ein langes Leben hinterlässt Spuren. Die Knochenstruktur, die Muskulatur, die Bänder und das Bindegewebe verändern sich von Jahrzehnt zu Jahrzehnt. Dadurch prägen sich bestehende Fehlstellungen noch weiter aus.

Fehlstellungen der Füße

Die Zahl der gängigen Fehlstellungen der Füße ist zum Glück überschaubar: Wir haben es zum einen mit einem nicht stark genug ausgeprägten, abgesunkenen Längsgewölbe zu tun. Dr. Volksmund sagt dazu Plattfuß, in der Orthopädie nennen wir diese Fehlstellung *Pes planus*. Wenn hingegen das Quergewölbe zu schwach ausgebildet oder zu tief abgesunken ist und sich dadurch in Richtung Boden drückt, handelt es sich um einen Spreizfuß, den *Pes transversoplanus*. Man kann ihn gut an der Stellung der Zehen erkennen, die sich dann gemeinsam mit dem Mittelfußknochen, dem *Os metatasarle*, auseinanderspreizen. Der Fuß wird dabei immer breiter. Und schließlich gibt es den Knick-Spreiz-Senkfuß, (*Pes planovalgus*), den wir Orthopäden KSSF abkürzen. Er vereint alles bisher Genannte. Zusätzlich zur Absenkung beider Gewölbe knicken die Füße der Betroffenen auch nach innen, wodurch im gesamten Körper erhebliche statische Probleme entstehen, die sich auch weit entfernt von den Füßen bemerkbar machen.

Vorteile fester Schuhe

Der Körper kann Fehlstellungen der Füße im Alltag erstaunlich lange und gut tolerieren. Vor allem dann, wenn wir fast das ganze Jahr über Schuhe tragen, die von guter Qualität sind und vielleicht sogar über ein Fußbett verfügen. Auch sehr feste Sohlen können bei bestimmten Erkrankungen hilfreich sein, weil sie weniger Bewegung ermöglichen und somit weniger Reizung hervorrufen.

Die Probleme entstehen in der Regel erst dann, wenn wir im Sommer denken, dass es gesund für unsere Füße sein könnte, mal keine festen Schuhe oder eben Flip-Flops zu tragen. Für den Fuß bedeutet das, dass er von jetzt auf gleich keine Unterstützung mehr bekommt. Vielleicht wenden Sie nun ein, dass zahlreiche Gesundheitssandalen ja auch ein solides Fußbett haben. Doch dabei gibt es häufig ein anderes Problem: Diesen Schuhen fehlt der

Seitenhalt für die Füße, sodass sich ein Spreizfuß durch die fehlende seitliche Begrenzung noch weiter ausprägen kann und die Gesamtsituation der Füße zusätzlich verschlechtert wird.

Wie macht sich ein Flip-Flop-Fuß bemerkbar?

Das erste Signal für ein gesundheitliches Problem ist auch am Fuß der Schmerz. Meist treten die Schmerzen zuerst im vorderen Bereich der Füße auf, den eben bereits erwähnten Mittelfußköpfchen.

Was ist passiert? Die dort ansässigen Nerven und Gelenkkapseln werden bei Fußfehlstellungen bereits durch das normale Gehen mehr als üblich belastet. Sie reagieren mit Entzündungen, die dann die Schmerzen zur Folge haben.

Viele Betroffen klagen auch über taube Zehen. Taubheitsgefühle in den Zehen entstehen, weil die sogenannten Interdigitalnerven, die *Nervi digitales plantares communes*, durch die Belastung der Füße gereizt sind. Bei manchen Menschen, die unter Flip-Flop-Füßen leiden, sind die Nerven im Verlauf der Erkrankung so stark zusammengedrückt, dass das Taubheitsgefühl dauerhaft anhält. Bei anderen geht es langsam wieder zurück, wenn die Reizung abnimmt, weil sie eine Einlage tragen oder weil sie ihre Fußmuskulatur gut trainieren.

Ein Flip-Flop-Fuß verursacht nicht permanent Probleme. Und genau das macht die Diagnose auch so schwierig. Üblicherweise sind die Beschwerden morgens deutlich geringer, weil sich der Fuß in der Nacht erholt hat und durch das lange Liegen entlastet wurde. Der Schmerz, der durch Flip-Flop-Füße entsteht, ist immer auch abhängig von der Belastung. Wer viel läuft, wird viel Schmerzen haben.

Die meisten Betroffenen suchen sich leider erst Hilfe, wenn ein starker Dauerschmerz vorliegt und irgendwann auch Taubheitsgefühle auftreten. Interessant ist in diesem Zusammenhang, dass die meisten Menschen Taubheitsgefühle nicht mit der Kompression der Nerven verbinden, sondern mit Durchblutungsstörungen. Ich höre oft den Satz: »Mir sterben die Zehen ab.« Oder: »Habe ich etwa ein Raucherbein?«

Zu akzeptieren, dass Flip-Flops und ähnliche Sandalen der Auslöser der Schmerzen sind, ist dann nicht immer leicht. Insbesondere Patientinnen erklären mir häufig, dass sie ihre Flip-Flops ja gar nicht so häufig tragen würden. Das macht jedoch kaum einen Unterschied. Manchmal löst schon seltenes Tragen von Flip-Flops schwerwiegende Probleme aus.

Ist barfuß laufen eine Alternative?

Barfuß laufen ist prinzipiell gesund, man muss sich allerdings auch darauf vorbereiten. Das Problem ist: Unser Fuß wird in aller Regel im Laufe des Jahres nicht damit konfrontiert, ohne Schuhe durch die Welt zu gehen. Deshalb können Flip-Flop-Füße sogar dann entstehen, wenn Sie gar keine Flip-Flops tragen, sondern barfuß gehen.

Fußbeschwerden nehmen im Sommer übrigens nicht nur zu, weil die Menschen zu oft und zu lange Flip-Flops tragen. Zu den klassischen Verursachern von Fußbeschwerden in der Ferienzeit zählen auch lange Strandspaziergänge im Sand. Der Klassiker ist in jedem Jahr eine Sehnenscheidenentzündung des großen Zehs, die *Tendovaginitis*. Was passiert? In unserer Geh-Phase ist der große Zeh sozusagen unser Schwunggeber nach vorn. Er muss sich abstoßen, damit wir vorankommen. Das ist für den Großzehenstrecker, den *Musculus extensor hallucis longus*, eine erhebliche Belastung, die oft zu einer Sehnenscheidenentzündung führt.

Weil der Sand am Strand weich und uneben ist, haben wir plötzlich eine Bewegungsintensität, die wir aus dem Alltag, wenn wir Schuhe tragen, nicht kennen. Ich würde daher Strandspaziergänge immer eher auf festem, also nassem Sand empfehlen, wenn die Füße nicht ausreichend trainiert sind.

Das Gleiche gilt für die sogenannten Barfußschuhe. Prinzipiell ist gegen sie nichts einzuwenden, aber auch für diese Schuhe brauchen die Füße Training. Es gab eine Zeit, in der ich mehrere Ermüdungsbrüche der Mittelfußknochen pro Jahr behandelt habe, weil Menschen mit Barfußschuhen joggen gegangen sind. Auch, weil sie dachten, sie täten ihren Füßen damit etwas Gutes. Diese Schuhe haben jedoch keine Pufferung. Wenn dann eine leichte Fehlstellung der Füße hinzukommt und die Muskulatur zu schwach ist, haben die Füße keine Chance. Barfußschuhe sollten deshalb anfangs höchstens eine Stunde am Tag getragen werden, um die Füße daran zu gewöhnen.

Schuhe öfter mal wechseln

Ganz allgemein lässt sich sagen, dass Frauen von Flip-Flop-Füßen eher betroffen sind als Männer. Das liegt vor allem auch daran, dass Frauen, wenn sie im Alltag oft hohe Schuhe tragen, eher als Männer zu grundsätzlichen Fehlstellungen der Füße neigen. Wenn Sie aber trotzdem partout nicht auf Ihre Flip-Flops verzichten wollen, dann tun Sie Ihren Füßen zumindest den Gefallen, dass Sie sie nicht den ganzen Tag tragen. Eine Stunde ist okay. Wechseln Sie Ihre Schuhe öfter mal. Routine ist auch für die Füße ein Risiko. Das gilt im Übrigen auch für Einlagen: Wenn Sie Einlagen verordnet bekommen haben, ist es gut, diese zwischendurch auch mal nicht zu tragen. Sie werden den Unterschied deutlich merken, weil Ihre Füße ohne Einlagen weniger gestützt werden. Es ist dennoch gesund, wenn sich Ihre Füße immer wieder an unterschiedliche Situationen anpassen müssen.

Bewegen bringt Segen – Gutes für die Füße

Training ist auch bei Fußbeschwerden das A und O. Man muss seine Füße nicht schonen. Sicherlich sollten Sie nicht mit dem Training für einen Marathon beginnen, wenn Sie akute Schmerzen haben. Aber bedenken Sie: Wenn Sie Ihre Füße schonen, wird ihre Muskulatur immer weiter geschwächt.

Durch bestimmte Übungen kann sogar eine altersbedingte Verschlechterung der Gesamtsituation der Füße verhindert werden. Zur Wahrheit gehört allerdings leider auch: Die Gewölbe ganz wieder aufzubauen, ist nicht immer zu erreichen. Die berühmten 10 000 Schritte am Tag sind jedenfalls nicht nur gut für unser Herz-Kreislauf-System, sondern auch für unsere Füße.

Die folgenden Übungen können Ihnen helfen, Ihre Füße zu trainieren, zu stabilisieren und langfristig gesund zu erhalten. Sie trainieren damit nicht nur Ihre Füße, sondern Ihren gesamten Körper. Es wird Ihnen nicht schwerfallen, die Übungen zu einer täglichen Routine werden zu lassen. Denn vieles, was Sie für Ihre Füße tun können, lässt sich nebenbei erledigen. Denken Sie immer daran: Ihre Füße sind Ihr Fundament. Sie sorgen dafür, dass der ganze Körper gleichzeitig Stabilität und Flexibilität hat.

Vor allen anderen Übungen empfehle ich Ihnen, die Füße auf einem kleinen Ball auszurollen. Sie bereiten damit die Muskulatur auf das Training vor. Das ist nötig, denn die Fußsohlenfaszie, die *Plantaraponeurose*, ist häufig den ganzen Tag gedehnt. Dadurch wird sie irgendwann starr.

Dieser Starrheit können wir entgegenwirken, in dem wir die Füße jeweils ein bis zwei Minuten mit sanftem Druck auf einem Golf- oder Tennisball hin- und herrollen. Die Bewegung lockert die Fußsohlenfaszie und entspannt sie. Es kann sein, dass das Ausrollen leicht schmerzt. Das ist in der Regel ein deutliches Zeichen dafür, dass die Faszie verspannt ist. Und Sie werden feststellen: Je regelmäßiger Sie Ihre Fußsohlen ausrollen, desto weniger schmerzen sie.

Ich empfehle Ihnen ebenfalls, Ihre Füße im Laufe des Tages immer mal wieder zu lockern, indem Sie sie beispielsweise unter Ihrem Schreibtisch einfach auf einen Tennisball ablegen. Allein die Form des Balls, um den sich der Fuß legt, entspannt ihn bereits.

Ein perfektes Training für ihre Fuß - und Wadenmuskulatur ist auch der Zehenstand (Übungsanleitung siehe Seite 95). Sie können den Zehenstand immer und überall praktizieren und schon morgens beim Zähneputzen damit anfangen.

Wenn Sie den Schwierigkeitsgrad erhöhen wollen, empfehle ich Ihnen den Zehenstand auf einem Fuß. Dadurch wird zusätzlich Ihr Gleichgewicht trainiert. Wenn Sie unter einem Knickfuß nach innen leiden, können Sie durch die muskuläre Anspannung beim Zehenstand fast zuschauen, wie die Fehlstellung langsam wieder ausgeglichen wird.

DIE UNEBENER-UNTERGRUND-ÜBUNG

1. Falten Sie ein großes Duschhandtuch möglichst klein zusammen und legen Sie das gefaltete Handtuch auf den Boden.
2. Stellen Sie sich auf einem Bein mindestens zwei Minuten lang auf das Handtuch, versuchen Sie, die Balance zu halten, und konzentrieren Sie sich auf die Bewegungen, die Ihr Körper überwiegend unbewusst ausführt.
3. Wechseln Sie anschließend das Bein.

Der Versuch Ihres Körpers, sich stabil zu halten, ist nicht nur ein hervorragendes Training für Ihre Füße, sondern für den gesamten Halteapparat. Diese Übung trainiert die Muskulatur der Füße sowie die beteiligten Reflexzonen.

2

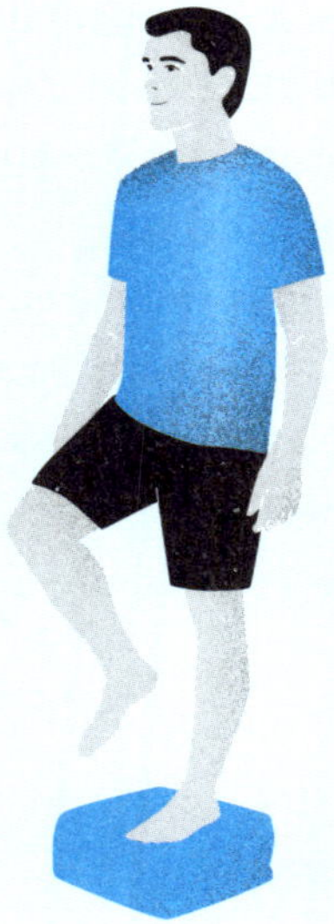

TIPP Noch effektiver, aber auch schwieriger, ist folgende Variante: Stellen Sie sich einbeinig auf das Handtuch und geben Sie Gegenstände unter dem freien gehobenen Bein durch.

DIE ZEHENZUG-RAFFUNG

1. Legen Sie ein Handtuch glatt und der Länge nach vor sich auf den Boden.
2. Setzen Sie sich an einem Ende auf einem Stuhl vor das Handtuch und ziehen Sie am besten die Socken aus.
3. Greifen Sie das Handtuch mit den Zehen eines Fußes so fest, wie Sie können, und ziehen Sie das Handtuch nun mit dem sogenannten Zehenzug zu sich heran. Wechseln Sie dann den Fuß.

WIEDERHOLUNG

+ Machen Sie mit jedem Fuß fünf Wiederholungen.

  Die Übung trainiert wunderbar die kurze Fußmuskulatur in der Fußsohle.

3

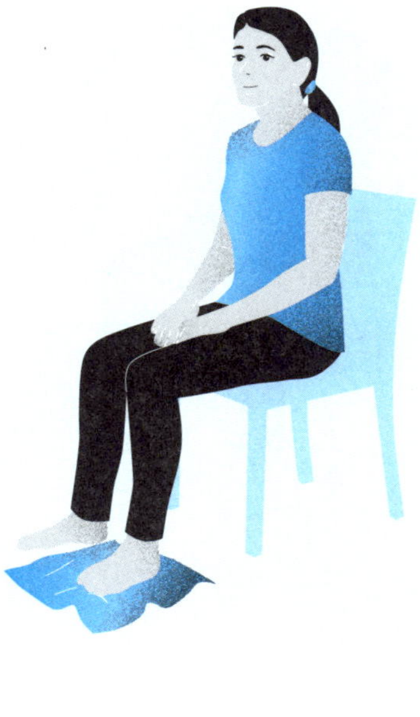

DER ZEITUNGSVERRISS

1. Setzen Sie sich auf einen Stuhl und ziehen Sie Schuhe und Socken aus. Legen Sie eine Doppelseite einer Zeitung ausgebreitet vor sich auf den Boden.
2. Beginnen Sie nun, das Papier mit den Zehen zu greifen und in Stücke zu zerreißen. Je kleiner die Papierstücke am Ende werden, desto fortgeschrittener sind Sie.

Auch diese Übung eignet sich gut, um die kurze Fußmuskulatur zu trainieren.

2

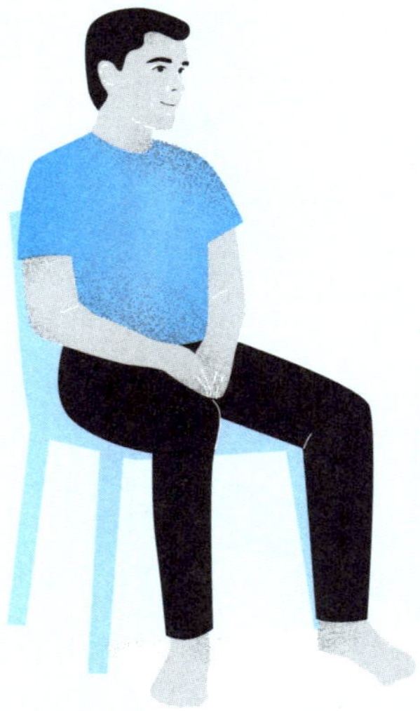

DIE BALLEN-BEWEGUNG

1. Legen Sie sich auf den Rücken und stellen Sie Ihre Füße so auf, dass Sie Ihre Knie sehen können.
2. Legen Sie nun den rechten Fuß auf Ihrem linken Knie ab. Sie sehen den rechten Fuß nun von der Seite.
3. Konzentrieren Sie sich auf Ihren Großzehenballen. Betrachten Sie ihn und das Längsgewölbe Ihres Fußes ganz genau.
4. Versuchen Sie nun vorsichtig, den Ballen in Richtung Außenseite der Hacke zu bewegen. Hierbei handelt es sich nur um eine sehr sehr kleine Bewegung, lassen Sie sich davon nicht verunsichern.
5. Sie werden schon während der Bewegung sehen, dass sich das Längsgewölbe aufrichtet, also Ihr Fuß sich weit von einer Plattfußstellung entfernt.

WIEDERHOLUNG

+ Machen Sie zehn langsame Wiederholungen und wechseln Sie anschließend den Fuß.

Sie stärken Ihre Fußmuskulatur mit dieser Übung enorm.

4

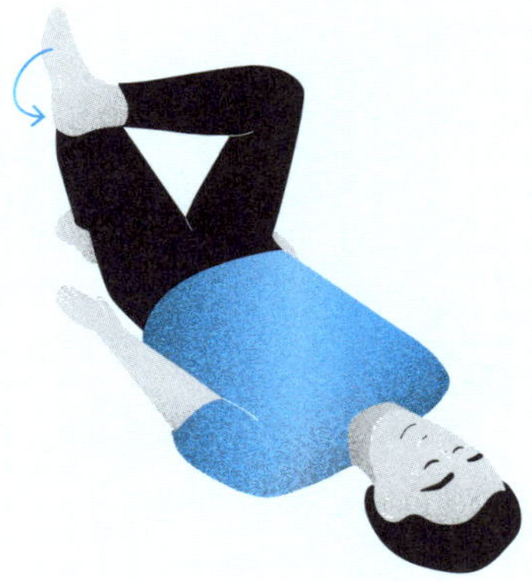

DAS ZÄHE ZWERCHFELL

»Das Zwerchfell ist der wichtigste Muskel, den wir für die Atmung brauchen.«

WENN DEM ATEMMUSKEL DIE LUFT AUSGEHT

Mit den Muskeln ist das ja so eine Sache: Viele Menschen kümmern sich leidenschaftlich um ihren Bizeps, ihren Trizeps und nicht wenige sogar um ihre Wadenmuskulatur, damit das Selfie vor dem Spiegel noch besser gelingt. Doch um einen Muskel, der mit bloßem Auge nicht sichtbar ist und der auch fast nicht zu erfühlen ist, der uns aber Atemzug um Atemzug am Leben hält, den Atemmuskel, kümmert sich fast niemand. Das wollen wir jetzt ändern.

Wir sprechen hier über das Zwerchfell (*Diaphragma*). Es ist exakt formuliert eine Muskel-Sehnenplatte, eine Art Kuppeldach, das im Inneren des Oberkörpers den Brustraum (mit Lunge und Herz) vom Bauchraum (mit Darm, Magen, Nieren, Leber, Milz, Bauchspeicheldrüse) trennt. Jedes dieser Organe wird direkt oder indirekt durch das Zwerchfell beeinflusst.

Nun gibt es zahlreiche Leitungssysteme im Körper, die diese Trennlinie passieren müssen. Irgendwie muss das Blut ja vom oberen Teil des Körpers in den unteren gelangen und die Lymphe ebenfalls. Auch die Nahrung, die in der Speiseröhre das Zwerchfell passiert, muss ihr Ziel, den Magen, erreichen. Ich zähle also mindestens vier Rohrsysteme vom oberen Körper in den unteren – Hauptschlagader, Hauptlymphgefäß, Speiseröhre und Hauptvene. Sie alle durchqueren das Zwerchfell, das dafür maximal flexibel sein muss. Zum Problem wird das Zwerchfell immer dann, wenn die Flexibilität abnimmt.

Unerlässlich für die Atmung

Das Zwerchfell hat insgesamt drei muskuläre Anteile: *Pars sternalis* (Brustbeinteil), *Pars costalis* (Rippenteil) und *Pars lumbalis* (Lendenteil). Es ist etwa drei bis fünf Millimeter dick und liegt kuppelförmig leicht schräg im Brustkorb. Seine Hauptaufgabe ist eindeutig: Wir brauchen es für jeden einzelnen Atemzug. Ohne Zwerchfell kein Atem – und ohne Atem kein Leben.

Wenn wir einatmen, zieht sich das Zwerchfell zusammen und befördert so die benötigte Luft in den Körper. Durch das Zusammenziehen öffnet sich der gesamte *Thorax*, also der Brustkorb. Funktioniert das Zwerchfell optimal, zieht es alles in seiner Umgebung mit in die Höhe, auch die inneren Organe, die – so komisch es auch klingen mag – täglich bewegt werden müssen. Nach dem Einatmen folgt das Ausatmen. Dieser Vorgang funktioniert gänzlich ohne die Arbeit des Zwerchfells, nämlich automatisch über Druckausgleich.

FACT
Workout für die Organe

Organe bewegen sich innerhalb ihrer Aufhängung und bestimmter Achsen und werden dabei von den Faszien, den Bändern und den Gefäßen tatkräftig unterstützt. Die Nieren beispielsweise bewegen sich mit Unterstützung des Zwerchfells mehrere Meter pro Tag auf und ab. Die Leber braucht die konstante Bewegung, um »entsaftet« zu werden. Und auch der Darm muss in Bewegung bleiben.

Verbindungen bis zur Halswirbelsäule

Über die Faszien ist das Zwerchfell mit dem gesamten Rücken, den Rippen und dem Hals bis hoch zum Kopf verbunden, was manche von Ihnen unmittelbar spüren. Nehmen wir kurz an, Sie haben Probleme an der Halswirbelsäule, weil Sie zu viel und zu lange sitzen oder viel am Computer arbeiten. Oder Sie haben Probleme, weil Sie unter einer altersbedingten Schädigung, also Verschleiß, leiden: An der Halswirbelsäule verläuft auch der Nerv, der das Zwerchfell versorgt, nämlich der Nervus phrenicus. Er entspringt im Wesentlichen aus dem Segment des vierten Halswirbels, Vertebra cervicalis IV. Wenn dieser Nerv beeinträchtigt ist, spüren Sie die Auswirkungen nicht nur unmittelbar am Hals, sondern in aller Regel immer auch im Zwerchfell. Es antwortet unter anderem mit Verspannungen. Die klassischen, durch ein nicht gut arbeitendes Zwerchfell ausgelösten Symptome sind:

- Seitenstechen (*Morbus lateralis*)
- flache Atmung (*Dyspnoe*)
- Schluckauf (*Singultus*)
- Brustenge (*Stenocardie*)

- Probleme beim Wasserlassen (*Dysurie*)
- Verstopfung (*Obstipation*)

Warum kommt es zu dieser Vielzahl von Beschwerden? Das Zwerchfell ist, wenn seine Umgebung nicht optimal funktioniert, schnell überlastet. Es hat Stress. Wenn das Zwerchfell dann nicht reibungslos arbeitet, weil es verspannt oder verklebt und somit geschwächt ist, muss der Körper zwangsläufig andere Systeme einsetzen, um weiter gut und regelmäßig atmen zu können. Der Körper mobilisiert sozusagen Zeitarbeitskräfte, weil seine für die zu verrichtende Arbeit vorgesehene Kraft nicht mehr ausreicht. Schwächelt das Zwerchfell, nutzt der Körper zum Luftholen zusätzlich die sogenannte Atemhilfsmuskeln. Beim Einatmen unterstützen ihn dabei überwiegend die vordere Hals-, Nacken- und Brustmuskulatur.

Die richtigen Ansprechpartner finden

Viele Menschen haben Probleme mit dem Zwerchfell. Dennoch bekommen sie und ihr schlecht arbeitendes Zwerchfell selten sofort die richtige Hilfe. Dabei wäre es so einfach: Das Zwerchfell ist – wie Sie jetzt gelernt haben– ein Muskel. Und wo werden Muskeln behandelt? In der Orthopädie. Doch die wenigsten Patienten suchen bei Problemen mit dem Zwerchfell gleich einen Orthopäden auf. Und noch seltener gehen Sie als Erstes zum Osteopathen. Dabei würden die Beschwerden dort sofort erkannt und direkt behandelt.

Die Realität ist jedoch, dass viele Menschen mit Zwerchfellproblemen zunächst eine ganze Odyssee von Arztbesuchen hinter sich bringen müssen, weil auf der Suche nach Ursachen bei allen anderen untersuchten Organen nichts gefunden wird.

Ich gehe davon aus, dass das Zwerchfell früher oder später am ehesten in der Gastroenterologie Beachtung findet. Doch dort werden in aller Regel nur die Folgen der Zwerchfellschwäche behandelt. Denn das Zwerchfell unterstützt uns ja nicht nur bei der Atmung, es lässt auch die Speiseröhre auf dem Weg zum Magen passieren. Wenn das Zwerchfell an dieser Stelle eine Schwäche hat, dann schließt der dort ansässige Muskel, der *Musculus cricopharyngeus*, die Speiseröhre nicht mehr gut ab. Sie wird undicht.

Wir sprechen in diesen Fällen von einem Zwerchfellbruch oder besser gesagt von einer *Diaphragmahernie*, die bewirkt, dass Magensäure, eine sehr aggressive Flüssigkeit, bis in die Speiseröhre aufsteigt, was sehr unangenehm, ungesund und vor allem schmerzhaft sein kann. Sie kennen das Aufsteigen der Magensäure, die in Ihrer Speiseröhre wirklich nichts zu suchen hat, vielleicht als *Reflux* oder Sodbrennen.

Wer ist gefährdet?

Probleme mit dem Zwerchfell (und die dadurch entstehenden gesundheitlichen Folgen) werden schnell chronisch und sind fast immer hausgemacht. Sie entstehen aus unserem alltäglichen Verhalten heraus, bleiben lange unbemerkt und manifestieren sich dann. Üblicherweise sind Menschen, die nie zur Ruhe kommen und immer in Hektik sind, eher betroffen als Menschen, die entspannt durchs Leben gehen. Denn wann immer wir Stress haben, neigen wir dazu, unkontrolliert und flach zu atmen. Wir atmen ebenfalls nicht gut, wenn wir aufgeregt sind, wenn wir unruhig sind und wenn wir Angst haben.

FACT

Stress – ungesund für Körper und Geist

Stress ist nachweislich gesundheitsschädlich. 2023 veröffentlichte das McKinsey-Health-Institute eine Studie, nach der 22 Prozent der Menschen in Deutschland unter Burn-out-Symptomen leiden. Chronischer Stress kann das Gehirnvolumen verringern, die Knochenqualität schwächen, Kopf- und Rückenschmerzen verursachen. Er begünstigt auch depressive Verstimmungen und Episoden. Eine Studie der Yale University ergab, dass Menschen mit viel Stress tendenziell kürzer leben. Die Weltgesundheitsorganisation WHO bezeichnet Stress als eine der »größten Gefahren des 21. Jahrhunderts«.

Grundsätzlich reagiert die Atmung extrem anfällig auf Einflüsse von außen. Prädestiniert für Zwerchfell-Beschwerden sind deshalb auch Menschen, die rauchen. Regelmäßiges Rauchen vermindert die Elastizität der Lunge, die sich dadurch nicht mehr gut ausdehnen kann. Zwangsläufig verliert dadurch auch der Brustkorb an Dehnfähigkeit und das Zwerchfell verkürzt sich und verklebt mit seinen Faszien.

Häufig betroffen von Problemen mit dem Zwerchfell sind auch Personen mit Übergewicht. Wie soll sich der Brustkorb gut öffnen, wenn der Bauch zu dick ist? Und wie immer besteht leider auch bei Menschen, die überwiegend im Sitzen arbeiten, ein gewisses Risiko, dass das Zwerchfell verklebt, weil wir durch das viele Sitzen eine gedrungene Haltung einnehmen.

Allerdings ist auch bei sehr aktiven Sportlern das Zwerchfell nicht zwangsläufig besser in Form. Wer zum Beispiel intensiv schwimmt, hat währenddessen ebenfalls keine normale Atmung. Denken Sie nur ans Kraulen: Sie atmen unter Wasser, also gegen einen höheren Widerstand, aus. Und die Einatmungsphase, meist ganz kurz und knapp, ist alles andere als entspannt. Das kann dazu führen, dass sich das Zwerchfell immer mehr verspannt.

Auch passionierte Rennradfahrer kennen Probleme mit dem Zwerchfell. Auf dem Rennradsattel sitzt man in einer stark gebeugten Haltung, sodass der Oberkörper eher eingeengt ist und das Zwerchfell nicht richtig arbeiten kann.

Gewusst, wie – Heilung ist machbar

Die gute Nachricht ist: All diese Probleme sind vollständig umkehrbar. Wenn die für Sie richtigen Behandlungen gefunden wurden, wird es zwar mindestens ein halbes Jahr Zeit in Anspruch nehmen, bis Sie sich besser fühlen. Doch der Einsatz lohnt sich: Ihre Lebensqualität am Ende dieses halben Jahres wird massiv gestiegen sein. Sie müssen allerdings bereit sein, regelmäßig selbst etwas für Ihr Zwerchfell zu tun.

Walking und Jogging beispielsweise sind zwerchfellfreundliche Sportarten, wenn man dabei konzentriert auf die Atmung achtet: durch die Nase einatmen, durch den Mund ausatmen. Bei beiden Sportarten werden die Strukturen gut durchblutet, beide erfordern eine tiefe Atmung und sind somit Balsam für das Zwerchfell.

Wenn Sie vor allem prophylaktisch trainieren wollen, sind Yoga und andere Stretching-Techniken zu empfehlen, um das Zwerchfell dauerhaft elastisch zu halten. Mein Tipp: Erlernen Sie zusätzlich ein paar meditative Atemübungen, die Ihnen zwischendurch helfen zu entspannen.

SELBSTTEST – WIE GUT FUNKTIONIERT MEINE ATMUNG?

Wenn keine anderen Erkrankungen vorliegen, können wir ausschließlich durch eine richtige Atmung vermeiden, dass sich das Zwerchfell verkürzt. Und sollte es bereits verkürzt sein, können wir effektiv gegensteuern. Doch wie können wir feststellen, wie gut unsere Atmung überhaupt ist?

Test 1: Eine erste grobe Analyse ermöglicht der folgende Selbsttest, für den Sie nur einen Spiegel brauchen. Stellen Sie sich vor den Spiegel und atmen Sie tief ein und wieder aus. Machen Sie ruhig ein paar Wiederholungen und beobachten Sie sich dabei.

Wenn sich beim Einatmen nicht nur Ihr Brustkorb öffnet, sondern Sie unwillkürlich auch Ihre Schultern anheben (siehe Abbildung), ist das ein Hinweis darauf, dass Ihr Zwerchfell nicht gut arbeitet. Es kann sich offensichtlich nicht frei bewegen und muss deshalb die Unterstützung der umliegenden Muskulatur in Anspruch nehmen. Besonders ausgeprägt ist dies bei Menschen, die durch bestimmte Atemwegserkrankungen wie Asthma oder chronischen Husten sowieso schon Probleme mit der Atmung haben.

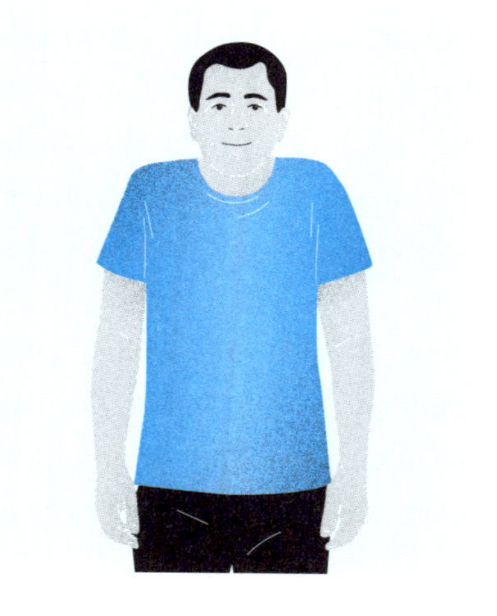

Wer ein wenig geschulter ist, kann durch die konzentrierte Beobachtung der Atmung auch unterhalb der Schultern sehen, wie das Zwerchfell arbeitet. Sprechen Sie Ihre Physiotherapeutin oder Ihren Physiotherapeuten ruhig mal darauf an.

Test 2: Aufschluss über die Qualität Ihrer Atmung gibt auch dieser Test: Versuchen Sie einmal, doppelt so lange auszuatmen, wie Sie einatmen. Sie können sich die Anzahl der Sekunden, die Sie einatmen und die Sie anschließend beim Ausatmen verdoppeln, selbst aussuchen. Atmen Sie stets durch die Nase ein und durch den Mund wieder aus.

Wichtig ist: Dieser Test ist nur dann aussagekräftig, wenn Sie grundsätzlich in der Lage sind, Ihre Lungen beim Einatmen gut zu befüllen. Versuchen Sie, den Test in einer möglichst entspannten Position durchzuführen, gerne im Liegen.

Während der Ausatemphase sollten Sie bewusst langsam ausatmen, nicht hektisch und auch nicht druckvoll. Denn nur, wenn Sie die Übung möglichst kontrolliert durchführen, kommen Sie dabei nicht ins Hyperventilieren.

Wenn Ihnen diese Übung nicht gut gelingt, ist auch das ein Zeichen dafür, dass sich Ihr Zwerchfell nicht ausreichend ausdehnen kann. Sie schweben nicht in Lebensgefahr, aber Sie sollten sich kümmern und sich in der Physiotherapie, in der Osteopathie oder Orthopädie Hilfe suchen.

Tief atmen und nachhaltig trainieren

Die tiefe Atmung ist der Schlüssel zu einem starken Zwerchfell. Vergleichen Sie Ihr Zwerchfell mit einem anderen Muskel, den Sie regelmäßig trainieren, meinetwegen mit dem Bizeps. Flach zu atmen wäre so, als würden Sie beim Training der Arme mit den Gewichten nur sehr kurze, sehr schnelle Bewegungen ausführen. Das bringt dem Muskel rein gar nichts.

Übertragen auf das Zwerchfell bedeutet das: Bei kurzer, flacher Atmung wird die volle Ausdehnungsfähigkeit des Muskels nicht genutzt. Dadurch verkümmert das Zwerchfell und wird unflexibler. Die Fähigkeit zur Kontraktion wird schlechter.

Ist das Zwerchfell akut verspannt, ist die Therapie meist langwierig und die Behandlungen müssen regelmäßig durchgeführt werden. Die größte Herausforderung dabei ist oft das Erlernen einer besseren Atemtechnik.

Wir sagen üblicherweise, dass das neue Verhalten *subkortikal*, also ohne darüber nachzudenken, in den Alltag einfließen soll. Doch genau das ist, wenn es um die Atmung geht, oftmals schwierig. Hinzu kommt, dass das Zwerchfell aufgrund seiner Tätigkeit immer angespannt ist. Wir müssen deshalb unbedingt auch seine Umgebung stärken und die Beweglichkeit des Rumpfes verbessern. Nur wenn der Oberkörper stabil ist, wird auch das Zwerchfell richtig arbeiten können – und wir können gut atmen.

Die folgenden Übungen sind ein guter Anfang und werden Ihnen helfen, Ihr Zwerchfell zu entspannen und Ihre Atmung zu verbessern. Wie immer ist der Zeitaufwand überschaubar und Sie können alle diese Übungen überall und ohne Zubehör durchführen. Sie brauchen nur sich selbst – und etwas Geduld.

DIE ATEM-ENTSPANNUNG

1. Legen Sie sich flach auf den Rücken. Schließen Sie die Augen, legen Sie Ihre Hände auf den Bauch.
2. Atmen Sie tief durch die Nase ein und spüren Sie, wie die Luft in Ihren Körper strömt und die Hände auf Ihrem Bauch sich heben.
3. Atmen Sie nun tief durch den Mund wieder aus, bis die gesamte Luft aus Ihren Lungen entwichen ist. Achten Sie darauf, dass Sie den vollen Umfang Ihres Lungenvolumens ausnutzen.

WIEDERHOLUNG

+ Machen Sie 15 Wiederholungen mit jeweils einer kleinen Pause dazwischen.

Wenn Sie unterwegs sind und sich nicht hinlegen können, aber trotzdem das Bedürfnis nach einer kurzen Entspannung haben, ist die Übung notfalls auch im Sitzen durchführbar.

1

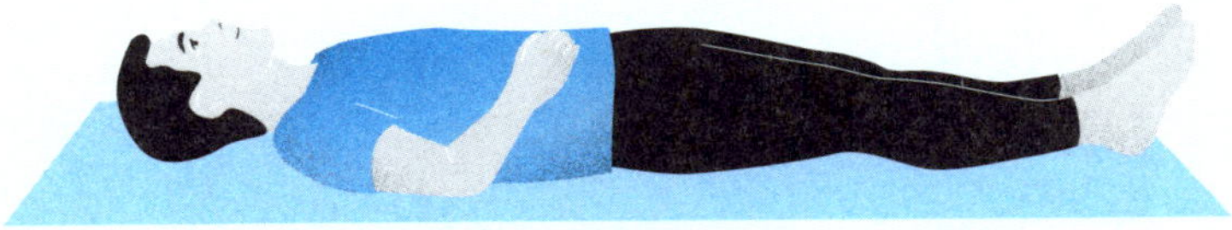

DIE STOSSATMUNG

1. Legen Sie sich flach auf den Boden.
2. Atmen Sie durch die Nase so tief ein, wie Sie können. Atmen Sie anschließend durch den Mund stoßweise mit voller Kraft wieder aus. (Das Geräusch, das Sie dabei machen, ähnelt dem einer Dampflokomotive oder dem Hecheln bei einer Geburt.)
3. Drücken Sie am Ende des Ausatmens mit den Händen die Rippen von beiden Seiten noch ein wenig weiter zusammen.
4. Machen Sie ca. 10 Sekunden Pause, damit Sie nicht hyperventilieren.

WIEDERHOLUNG

+ Wiederholen Sie die Übung fünfmal.

Diese Übung ist eine Erweiterung des Selbsttests von Seite 175.

TIPP Wenn Sie zu schnell ausatmen, atmen Sie zu wenig CO_2 aus, sodass Ihnen schwindelig werden kann. Auch deshalb ist es gut, die Übung im Liegen zu machen. Vielleicht morgens vor dem Aufstehen oder abends vor dem Schlafen.

2

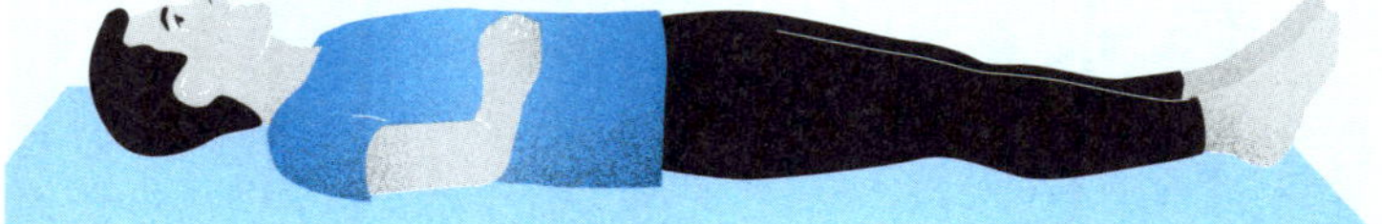

DER BEIDSEITIGE RIPPENGRIFF

1. Legen Sie sich flach auf den Boden. Atmen Sie einmal tief durch und versuchen Sie, möglichst entspannt zu sein.
2. Fahren Sie nun mit beiden Händen an Ihren Rippenbögen entlang und schieben Sie Ihre Finger vorsichtig darunter. Der Druck, den Sie dabei mit den Fingern aufbauen, sollte gerade so stark sein, dass er spürbar, aber nicht unangenehm ist.
3. Üben Sie den sanften Druck mit Ihren Fingern ungefähr eine halbe Minute aus. Atmen Sie konzentriert weiter. Wenn Sie dabei versuchen, die Rippen vorsichtig ein klein wenig nach außen zu ziehen, sie also zu dehnen, entlasten Sie das Zwerchfell zusätzlich.

WIEDERHOLUNG

+ Machen Sie maximal drei Wiederholungen. Sie sollten dabei feststellen, dass der Druck von Durchgang zu Durchgang nachlässt.

So wie Sie sich in den Nacken fassen können, um dort eine Verspannung zu fühlen und zu lösen, können Sie mit dieser Übung prüfen, wie es Ihrem Zwerchfell geht – und es direkt behandeln und entspannen. Üblicherweise fühlen Sie eine Verspannung des Zwerchfells auf beiden Seiten Ihrer Rippen. Der Druck ist dann sehr unangenehm und Sie haben ein leicht stechendes Gefühl. Neben einer Verspannung kann dies auch auf Probleme mit der Leber hindeuten.

2

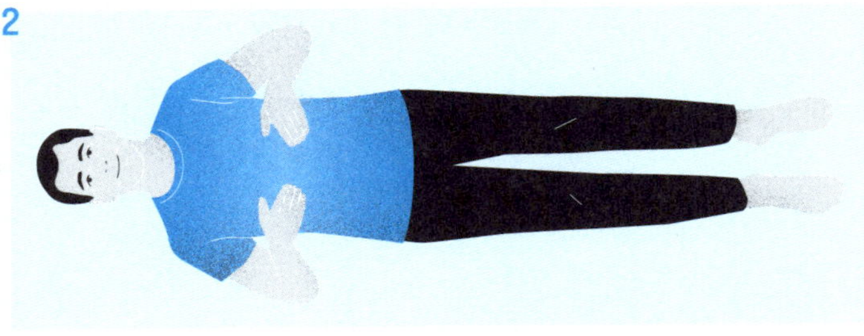

DER SCHWINGENDE OBERKÖRPER

1. Stellen Sie sich aufrecht hin. Die Füße stehen hüftbreit auseinander. Atmen Sie einmal tief durch. Spüren Sie bewusst, wie die Luft in Ihren Körper strömt.
2. Strecken Sie beide Arme seitwärts aus, sodass sie einen 90-Grad-Winkel zum Körper bilden.
3. Drehen Sie den Oberkörper um die eigene Achse, sodass sich der rechte Arm nach vorn und der linke Arm nach hinten bewegt. Die Hüfte dreht nicht mit. Drehen Sie anschließend in die andere Richtung (linker Arm nach vorn, rechter Arm nach hinten). Versuchen Sie, eine Minute in Bewegung zu bleiben.

WIEDERHOLUNG

+ Machen Sie insgesamt drei Durchgänge und legen Sie zwischen den Durchgängen jeweils eine halbe Minute Pause ein.

Diese Übung mobilisiert die Brustwirbelsäule und entspannt somit auch das Zwerchfell.

3

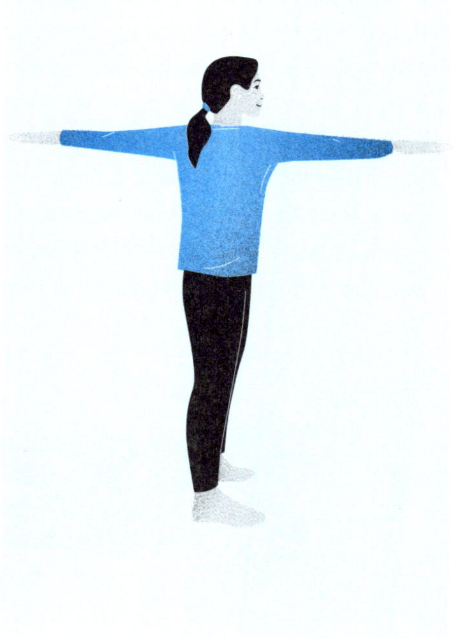

DIE HANDATMUNG

1. Stellen Sie sich aufrecht hin, idealerweise vor einen Spiegel. Ihre Arme liegen flach am Körper an.
2. Winkeln Sie Ihre rechte Hand mit der Handfläche nach unten an, bis Sie einen 90-Grad-Winkel zu Ihrem Arm bildet und Sie eine Dehnung spüren. Ihre Arme liegen weiterhin dicht am Körper.
3. Neigen Sie nun den Oberkörper, so weit wie Sie es schaffen, nach links. Die Hand bleibt in ihrer Position. Atmen Sie während des Kippens tief durch die Nase ein.
4. Kehren Sie anschließend in die Ausgangsposition zurück und atmen Sie dabei durch den Mund aus.

WIEDERHOLUNG

+ Machen Sie fünf Wiederholungen auf jeder Seite mit jeweils einer kleinen Pause dazwischen. Diese Übung dehnt die Muskulatur zwischen den Rippen sowie die Brustmuskulatur und kommt daher auch Ihrem Zwerchfell zugute.

3

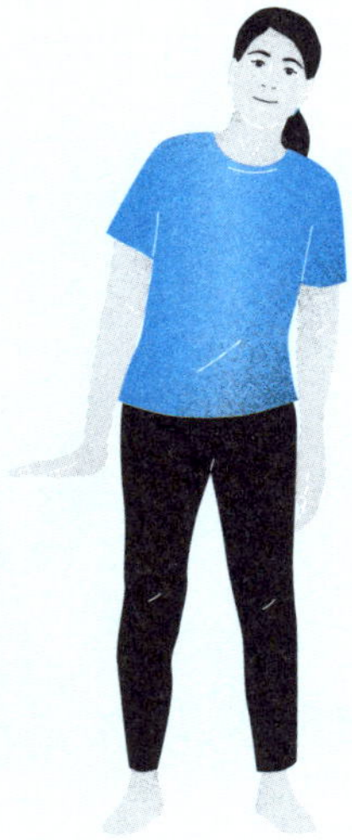

DIE BEINATMUNG

1. Legen Sie sich auf den Rücken. Atmen Sie einmal tief durch und konzentrieren Sie sich darauf, wie die Luft in Ihren Körper strömt.
2. Ziehen Sie nun beide Beine an und führen Sie die Knie so weit wie möglich zum Brustkorb. Umschlingen Sie die Beine mit den Armen. Atmen Sie in dieser Position so tief, wie Sie können, ein.
3. Lassen Sie beim Ausatmen die Beine wieder los und führen sie zurück in die Streckung auf dem Boden.
4. Machen Sie einen Atemzug Pause und beginnen Sie von vorn.

WIEDERHOLUNG

+ Führen Sie sechs Wiederholungen durch.

  Die Übung eignet sich ideal, um das Zwerchfell zu dehnen.

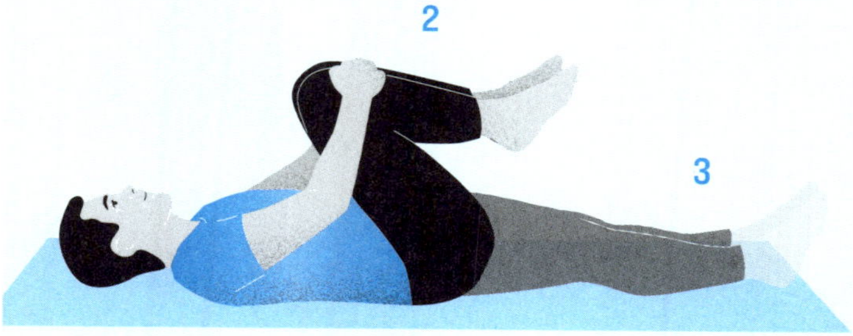

DIE PARTNER-ÜBUNG

1. Legen Sie sich auf den Rücken und atmen Sie einmal tief ein.
2. Eine zweite Person legt nun beide Hände seitlich an Ihre Rippen. Versuchen Sie, gegen einen leichten Druck der Hände tief einzuatmen.
3. Atmen Sie aus, dabei verstärkt die zweite Person den Druck auf den Oberkörper.

WIEDERHOLUNG

+ Machen Sie insgesamt zehn Atemzüge.

Diese Übung können Sie nur zu zweit durchführen. Sie trainiert das Zwerchfell und die Zwischenrippenmuskeln. Sie werden vermutlich ein paar Versuche brauchen, um ein Gefühl dafür zu entwickeln, wie viel Druck sich für Sie richtig anfühlt. Bei Bedarf können Sie in einem zweiten Durchgang mit Ihrem Partner oder Ihrer Partnerin die Rollen wechseln.

2

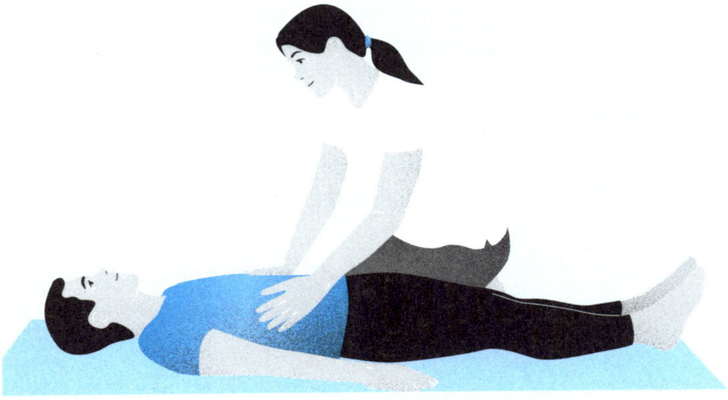

DIE »WORLD'S-GREATEST«-DEHNUNG

1. Begeben Sie sich auf einer Yogamatte oder einem anderen weichen Untergrund in die Ausgangsposition für Liegestütze, allerdings mit abgestellten Knien. Ihre Hände stehen schulterbreit auseinander, die Finger zeigen nach vorn.
2. Ziehen Sie nun das rechte Bein nach vorn und setzen Sie Ihren rechten Fuß rechts neben Ihre rechte Hand. Sie spüren dabei eine Dehnung im Oberschenkel. Achten Sie darauf, dass Ihr linkes Bein stabil bleibt.
3. Lösen Sie die rechte Hand vom Boden und führen Ihren rechten Ellenbogen zwischen Ihre linke Hand und Ihren rechten Fuß, sodass die rechte Schulter ungefähr in die Nähe Ihres rechten Knies kommt. Atmen Sie einmal tief durch die Nase ein.
4. Mit der Ausatmung durch den Mund führen Sie Ihren rechten, gerade ausgestreckten Arm so weit wie möglich nach oben, bis die Fingerspitzen idealerweise zur Decke zeigen. Sie können sich in diesem Moment vorstellen, dass Sie etwas vom Himmel greifen wollen.
5. Beim Einatmen führen Sie die rechte Hand wieder auf den Boden zurück und beginnen Sie von vorn.

WIEDERHOLUNG

+ Wiederholen Sie die Bewegung zehnmal und machen Sie anschließend zwei Minuten Pause. Wiederholen Sie die Übung dann mit dem linken Arm.

  Diese Übung erfordert etwas mehr Kraft und Geschicklichkeit als die anderen Übungen. Sie dehnt die Brustwirbelsäule und das Zwerchfell.

1

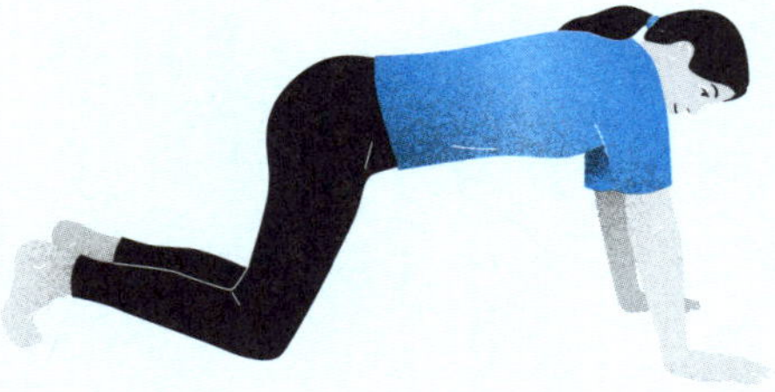

2

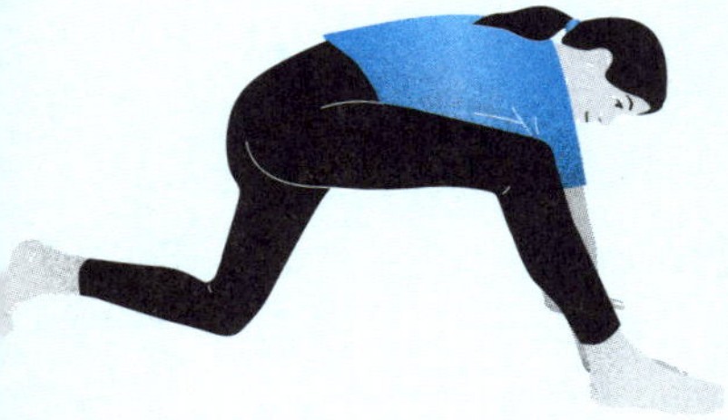

3

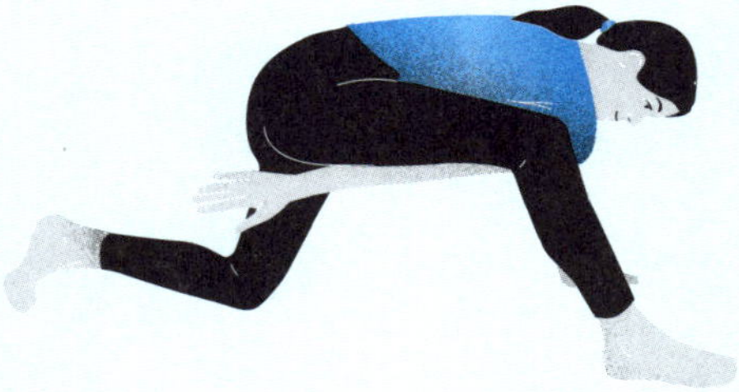

4

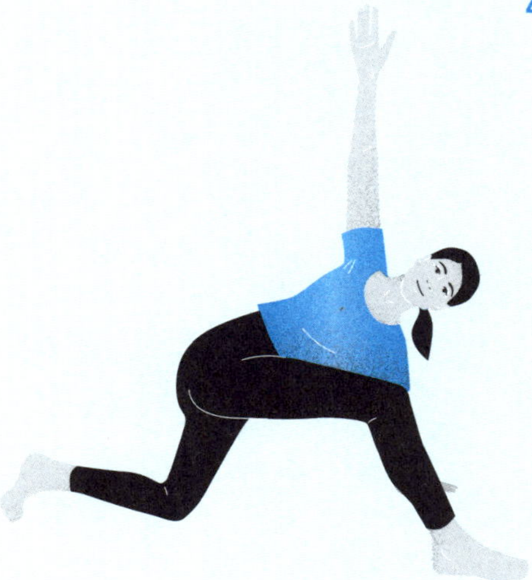

LONGEVITY

»Ich wage eine
kühne These:
Aus rein orthopädischer
Sicht wäre der Mensch,
wenn er lebenslang
ein paar Spielregeln
befolgt, ziemlich
sicher in der Lage,
ewig zu leben.«

KÖRPER STÄRKEN, LÄNGER LEBEN

Seien wir ehrlich: Eigentlich wären wir doch am liebsten unsterblich. Zumindest wollen wir uns aber bis zum Lebensende allerbester Gesundheit erfreuen. Selbst dieser Wunsch geht allerdings für viele nicht in Erfüllung. Der Traum vom vielleicht nicht ewigen, aber möglichst langen Leben ist vermutlich so alt wie die Menschheit selbst. Menschen wollen alt werden und neuerdings immer älter. Was die meisten vergessen: Der Arzt kann nur einen kleinen Beitrag dazu leisten. Die größere Verantwortung für seine Gesundheit trägt der Mensch selbst.

Das Thema Longevity (Langlebigkeit) ist seit einigen Jahren weltweit ein Megatrend. Doch was genau bedeutet das? Langlebigkeit bezeichnet zunächst einmal jedes Alter, das über der durchschnittlichen Alterserwartung liegt: Bei Männern in Deutschland sind das derzeit etwas unter, bei Frauen etwas über 80 Jahre.

Die Wissenschaftler, die sich mit Langlebigkeit beschäftigen, untersuchen aktuell mit großem Enthusiasmus die sogenannten *Super Ager*. Das sind Menschen, die ein Lebensalter von mindestens 80 bis 100 Jahren erreichen, also Menschen, die bis zu 20 Prozent mehr Lebenszeit geschenkt bekommen haben als der

Durchschnitt. Vor allem aber sind *Super Ager* auch Menschen, die in ihrem hohen Alter eine deutlich bessere körperliche und geistige Verfassung aufweisen als andere in ihrer Altersgruppe.

FACT

Super Ager

Teilweise haben Super Ager Gedächtnisleistungen, die denen von 20 bis 30 Jahre jüngeren Menschen entsprechen. Man spricht davon, dass sie in gewisser Weise resistent gegen den altersbedingten Abbau der weißen Hirnsubstanz, also Nervenfasern und -bahnen sind. Unklar ist noch, warum das so ist. Was wir wissen: Super Ager haben einen etwas niedrigeren Blutdruck und bessere Blutzuckerwerte als der Durchschnitt. Sie sind etwas beweglicher, betreiben aber nicht auffällig mehr Sport. Super Ager haben durchschnittlich eine etwas bessere mentale Gesundheit. Das liegt häufig wohl daran, dass sie gute und zahlreiche soziale Beziehungen pflegen. Sie zeichnen sich außerdem dadurch aus, dass sie motiviert und energiegeladen sind. Die Statistiken sagen sehr deutlich, dass die Anzahl der Super Ager in den letzten Jahren deutlich zugenommen hat.

Fit für ein langes Leben

Nicht zu rauchen, maßvoll zu trinken, sich gut zu ernähren und regelmäßig zu bewegen, sind Grundvoraussetzungen, um überhaupt alt zu werden. Natürlich gibt es wie immer Ausnahmen: Denken Sie nur an unseren ehemaligen Bundeskanzler Helmut Schmidt, der 2015 im Alter von 96 Jahren starb und bis zu seinem Tod rund 40 Menthol-Zigaretten pro Tag geraucht hat. Als Arzt finde ich die Tatsache, dass Menschen gesünder alt werden und somit theoretisch auch länger leben können, grundsätzlich erfreulich. Was mich bei der Diskussion über Longevity stört, ist die teilweise zu enge Perspektive. Natürlich ist es wichtig und richtig, dass die Forschung Krankheiten wie Krebs, Diabetes, Demenz und Bluthochdruck mit modernen Therapien und Medikamenten bekämpft oder mithilfe der Technik so früh wie möglich erkennen kann, damit wir länger gesund leben. Doch Longevity beginnt für mich als Orthopäde und überzeugter Sportler zuerst mit einem starken Körper. Und wenn wir genauer hinsehen, ist die Orthopädie vermutlich sogar die medizinische Fachrichtung, die sich am längsten mit Longevity beschäftigt. Sie ist ein Vorreiter, weil schon frühzeitig damit begonnen wurde, Körperteile zu ersetzen. Und zwar wirklich sehr lange bevor mittels High-Tech-Medizin Herzen, Lungen oder Lebern transplantiert wurden.

Die Rolle der Orthopädie

Die ersten Prothesen, die man gefunden hat, werden der Zeit zwischen 950 und 710 v.Chr. zugeschrieben. Sie stammen aus Ägypten und bestanden aus Holz und Leder. Sie waren aber erst der Anfang. Über die Jahrhunderte hat die Orthopädie immer weitere Ersatzverfahren entwickelt, um das Leben der Menschen zu verbessern und damit letztlich auch zu verlängern. Operationen, in denen künstliche Hüft- oder Kniegelenke eingesetzt werden, sind heute in den meisten Fällen Routineeingriffe und nichts anderes als ein Beitrag zu Longevity.

Was ich mich im Zusammenhang mit Longevity dennoch oft frage: Was nützt es uns, dass wir die todbringenden Krankheiten der zweiten Lebenshälfte bekämpfen und eindämmen, wenn wir uns im Alter nicht mehr gut bewegen können oder – noch schlimmer – durch einen Sturz zu Tode kommen?

Risikofaktor Sturz

Lassen Sie sich folgende Zahl einmal durch den Kopf gehen: Pro Jahr werden in den USA rund 36 Millionen Stürze von älteren Erwachsenen gemeldet. Drei Millionen Menschen werden nach Stürzen in den Notaufnahmen behandelt. Bei Menschen ab 65 Jahren sind Stürze die Hauptursache für verletzungsbedingten Tod und die siebthäufigste Ursache aller Todesfälle.

Frauen stürzen statistisch etwas häufiger als Männer. So treten beispielsweise 75 Prozent aller Hüftfrakturen bei Frauen auf. Vorerkrankungen wie *Sarkopenie*, also Muskelschwund, *Osteoporose*, also eine altersbedingte Abnahme der Knochendichte, oder eine Demenz machen Stürze im Alter zudem wahrscheinlicher und noch gefährlicher – und Prophylaxe noch wichtiger.

FACTS

Abbau von Muskelmasse

Pro Jahr kann ohne Sport ein Prozent der Muskelmasse des Körpers verloren gehen. Ab dem 40. Lebensjahr sind es sogar bis zu zwei Prozent. Aus Muskeln wird dann Fettgewebe. Ohne Gegenmaßnahmen verlieren wir bis zum 80. Lebensjahr rund die Hälfte unserer Muskelmasse. Der Rückgang der Muskelmasse geht mit Gebrechlichkeit, Schwäche und Gleichgewichtsstörungen einher. Jedes Prozent mehr Muskelmasse schützt den Körper und kann das Leben verlängern!

Aber warum sind Stürze so gefährlich, dass sie sogar das Leben verkürzen können? Nun, das liegt nicht allein an den Knochenbrüchen und deren Folgen. Wer aber stürzt und vielleicht stundenlang auf dem Boden liegen bleibt, weil keine Hilfe in der Nähe ist, hat das Risiko folgender Begleiterkrankungen, die im schlimmsten Fall tödlich verlaufen können:

- Dehydrierung
- Druckverletzungen
- Hypothermie (Unterkühlung)
- Pneumonie (Lungenentzündung)
- Thrombose

Wenn wir lange leben wollen, müssen wir also auch unseren Körper auf ein langes Leben vorbereiten – und ihn in die kraftvolle Lage versetzen, Stürze zu überstehen. Es gibt mittlerweile sogar Seminare, in denen Menschen lernen, sich für den Fall der Fälle optimal auf das Stürzen vorzubereiten. Geübt wird in diesen Trainings auch, dass man erst gar nicht fällt, wenn man schon stolpert. Es geht darum, die Koordination zu stärken und Gefahren im Alltag effektiv abzufedern.

Falls Sie doch stürzen, ist es generell sicherlich sinnvoller, zu versuchen, sich zur Seite abzurollen, als nach vorn. Warum ich das denke? Betrachten Sie Menschen, die Judo machen – sie wissen, wie man gut fällt. Und wenn dann doch etwas zu Bruch geht, betrifft es eher Regionen, in denen es nicht zu so dramatischen Folgen kommt, weil die Verletzungen nicht zwangsläufig zu einer Bettlägrigkeit führen. Aber natürlich ist es auch nicht komplett auszuschließen, dass man sich die Hüfte bricht, wenn man seitlich fällt. Also fallen Sie besser gar nicht!

FACT
In Bewegung bleiben

In den Recherchen zu diesem Buch bin ich auf einen Artikel gestoßen, der bereits etwas älter ist, dessen Inhalt aber immer noch gültig ist. Die Grundthese: Wir können vor dem Tod davonlaufen. Rein statistisch jedenfalls. Die Fachzeitschrift »The British Medical Journal« veröffentlichte den Artikel Ende 2011. Er bezieht sich humorvoll auf die sogenannte CHAMP-Studie. Dafür wurde die Gehgeschwindigkeit von 1705 gesunden Männern ab 70 Jahren gemessen. Anschließend wurden die Studienteilnehmer fünf Jahre lang in viermonatigen Abständen untersucht. Dabei wurde jeweils auch die Sterblichkeitsstatistik aktualisiert. Jetzt das faszinierende Ergebnis: Wer zu Beginn der Studie schneller ging als 1,36 Meter pro Sekunde, also etwa 5 km/h, starb im Beobachtungszeitraum nicht. Wer allerdings zu Beginn der Studie langsamer ging als 0,88 Meter pro Sekunde, also rund 3,2 km/h, wurde auffällig häufig vom Sensenmann eingeholt. Zwischen Mobilität und Mortalität muss es also einen signifikanten Zusammenhang geben.

Muskeln und Gelenke stärken

Ich gebe Ihnen gerne noch ein anderes Argument an die Hand, um das Thema Longevity orthopädisch anzugehen. Betrachten Sie Ihren Körper als Investment. Das Schöne am Körper ist: Die Rendite beschert uns wesentlich mehr und zuverlässiger Freude als der Kapitalmarkt. Ich kenne viele Menschen, die sich jahrzehntelang gedanklich auf das Rentenalter vorbereiten und durchrechnen, wie viel Geld sie wohl brauchen werden für die Zeit, in der sie nicht mehr erwerbstätig sind. Wir wissen ja mittlerweile, dass wir während unserer aktiven Zeit im Berufsleben mehr ansparen müssen, weil wir länger leben. Die Rente muss länger reichen. Der Körper aber auch! Wir müssen uns deshalb rechtzeitig auf ein langes Leben vorbereiten. Gelenke sind anfällig, das wissen wir auch. Und besonders anfällig sind die Gelenke, die uns dabei helfen, aufrecht zu gehen: das Hüftgelenk, die Kniegelenke und unser Achsenorgan, die Wirbelsäule.

In der Regel treten die altersbedingten Anfälligkeiten bei diesen Gelenken gehäuft ab dem 60. Lebensjahr auf. Vor allem Menschen, die ihren Körper jahrzehntelang stark beansprucht haben, sei es durch bestimmte Sportarten oder schwere körperliche Arbeit, geraten ab 60 in die Risikozone. Aber auch wer sein Leben in sitzenden Berufen verbracht und sich zu wenig bewegt hat, bekommt oft Probleme mit den Gelenken. Ebenso Menschen, die mit Übergewicht zu kämpfen haben. Unsere Knochen können viel, aber nicht alles aushalten.

Vor allem aber werden Menschen, die sich in jüngeren Jahren zu wenig um ihren Körper gekümmert haben, ab 60 anfälliger, da bei ihnen die Last auf die knöchernen Strukturen des Körpers durch die abnehmende Muskulatur immer größer wird. Wer hingegen stets seine Muskulatur pflegt, nimmt einen unbezahlbaren Kraftbonus mit ins Alter. Muskeln entlasten die Knochen und halten sie gesund. Eine gut trainierte Muskulatur wirkt sich positiv auf das Herz-Kreislauf-System aus, ebenso auf den Stoffwechsel und die Gehirnfunktionen.

Es ist nie zu spät, sich um seine Muskulatur zu kümmern. Obwohl wir natürlich auch wissen, dass es mit zunehmendem Alter schwieriger wird, Muskulatur aufzubauen.

Richtig trainieren – darauf kommt es an

Aus Sicht des Orthopäden ist im Zusammenhang mit Longevity das Training der unteren Körperhälfte wichtiger als Brust, Bizeps, Bauch – Körperregionen, die häufig der Attraktivität wegen im Mittelpunkt des Trainings stehen. Wenn wir aber die grundsätzliche Fähigkeit zur Langlebigkeit anstreben, ist vor allem die Kräftigung der Bein-, Po- und Rumpfmuskulatur essenziell. Wer nie viel Sport gemacht hat und bereits über 60 ist, sollte mindestens dreimal in der Woche trainieren.

Ich empfehle eine Kombination aus Krafttraining, Cardiotraining und Koordinationstraining. Im Idealfall lassen Sie zunächst einen medizinischen Check machen, vielleicht auch eine physiotherapeutische Bestandsaufnahme. Wenn medizinisch alles in Ordnung ist, sollten Sie sich zu Beginn einen professionellen Trainingsplan erstellen lassen. Auch wenn Sie nicht gerne ins Sportstudio gehen, gibt es unzählige Aktivitäten, mit denen Sie Ihre Muskulatur fit halten können: Schwimmen, Tanzen, Rudern sind nur drei wunderbare Beispiele. Die wenigen Minuten, in denen Sie in ein Ruderboot ein- und wieder aussteigen, in denen Ihr Körper die Wasseroberfläche ausgleichen muss, ist übrigens auch schon eine hervorragende Übung. Und zwar, ohne dass Sie das Gefühl haben, sich überhaupt angestrengt zu haben.

Dank unseres Gesundheitssystems können Sie sogar auf Rezept Kurse besuchen: Probieren Sie KGG, Krankengymnastik am Gerät, aus. Unter Anleitung kann es die Gesundheit effektiv verbessern und wertvolle Hilfestellungen geben.

Der Flamingo-Test

Wenn Sie schnell und unkompliziert herausfinden wollen, wie fit Sie sind, empfehle ich gerne den sogenannten Flamingo-Test. Der Name des Tests bezieht sich auf den gleichnamigen rosafarbigen Wasservogel, der besonders gerne auf einem Bein steht. Das tun Flamingos, weil sie durch das einbeinige Balancieren weniger Muskelkraft aufbringen müssen als durch das zweibeinige Stehen. Forscher haben deshalb berechnet, wie lange gesunde Menschen auf einem Bein stehen können sollten.

- 18- bis 39-Jährige: 43 Sekunden
- 40- bis 49-Jährige: 40 Sekunden
- 50- bis 59-Jährige: 37 Sekunden
- 60- bis 69-Jährige: 30 Sekunden
- 70- bis 79-Jährige: 18 Sekunden
- Über 80-Jährige: 5 Sekunden
- Wer länger als 43 Sekunden auf einem Bein stehen kann, ist sehr fit!

Selbstverständlich ist der Test individuell unterschiedlich zu deuten und kann allenfalls einen ersten groben Hinweis auf die grundsätzliche Fitness geben. Sie können das einbeinige Stehen aber auf jeden Fall in Ihre tägliche Routine einbauen und werden feststellen, dass Sie sich auch dabei immer weiter verbessern. Auch hier lässt sich die Zeit des Zähneputzens hervorragend nutzen. Was sagt der Test genau aus? Das Stehen auf einem Bein prüft primär die Koordination. Zweitrangig erlangen wir Erkenntnisse über den Zustand der Muskulatur. Denn wer auf einem Bein steht, muss dafür ja ein Bein anheben, also eine ordentliche Gesäßmuskulatur haben und auch eine einigermaßen gute Kraft im Rumpf.

Aufstehen ohne Hände ...

Ein Beispiel aus dem Alltag, das ebenfalls Rückschlüsse auf Ihre Kraft zulässt, ist Ihre Fähigkeit, ohne Unterstützung der Arme von einem Stuhl aufstehen zu können. Das klingt banal, ist es aber nicht. Probieren Sie es aus. Wenn Sie es schaffen, sich einfach mit der Kraft Ihrer Beine zu erheben, dann ist das schon mal ein sehr gutes Zeichen. Wenn Sie den Schwierigkeitsgrad erhöhen wollen, dann versuchen Sie, einbeinig aufzustehen. Das einbeinige Aufstehen, also mit einem schwebenden Fuß, kann auch für sehr sportliche Menschen eine Herausforderung sein – und ein effektives Training.

... und ohne Stöhnen

Was mir auch immer öfter auffällt: Viele Menschen um die 50 bewältigen bestimmte Bewegungen oft nur noch mit einem Stöhnen, Seufzen oder Ächzen. Das Ein- und Aussteigen beim Auto. Das Bücken. Das Anheben einer Getränkekiste. Manchmal höre ich das auch, wenn Menschen um mich herum einfach nur aufstehen. Diese Bewegungsgeräusche sind in meinen Augen keine ausschließliche Alterserscheinung, sondern werden zu einem Automatismus, um Kraft zu schöpfen oder um sich zu motivieren, etwas zu tun, eine Bewegung auszuführen, die vielleicht im Moment etwas anstrengender ist, als sie sein sollte. Ich verrate Ihnen etwas: Ihr Stöhnen, Seufzen und Ächzen entwickelt sich wieder zurück, wenn Sie und Ihre Muskulatur wieder besser in Schuss sind.

Wie viele Kniebeugen schaffen Sie?
Ähnlich aussagekräftig wie der Flamingo-Test ist die Anzahl der Kniebeugen, die Sie schaffen. Sie stellen dabei Ihre Füße hüftbreit auseinander, die Zehen zeigen nach vorn. Gehen Sie nur so tief in die Hocke, bis Ihre Ober- und Ihre Unterschenkel einen 90-Grad-Winkel bilden. Und das sollten Sie schaffen:

- 18- bis 39-Jährige: 38 Kniebeugen ohne Pause
- 40- bis 49-Jährige: 30 Kniebeugen ohne Pause
- 50- bis 59-Jährige: 20 Kniebeugen ohne Pause
- 60- bis 69-Jährige: 10 Kniebeugen ohne Pause
- 70- bis 79-Jährige: 5 Kniebeugen ohne Pausen
- Über 80-Jährige: 1 Kniebeuge
- Wer mehr als 38 Kniebeugen schafft, ist sehr fit!

Besser spät als nie …

Sosehr ich mich manchmal auch über das Bestreben der Industrie ärgere, aus dem Wunsch nach ewigem Leben möglichst viel Geld zu machen, indem möglichst viele Produkte und Therapien verkauft werden, so sehr freue ich mich auch über die Menschen, die die breite Diskussion über Longevity zum Anlass nehmen, ihr Leben und ihre Gesundheit zu überdenken und zu verbessern.

Deshalb denken Sie bitte auch nach der Lektüre dieses Buches immer wieder mal an meine Worte: Es ist nie zu spät für ein besseres, für ein gesünderes Leben. Und es ist ebenfalls nie zu spät dafür, mit dem Training zu beginnen! Denn der ideale Körper, der gut trainiert ist, der nie einen Unfall hatte und der gut ernährt wurde, könnte aus orthopädischer Sicht auch das ewige Leben gut begleiten. Jung zu bleiben ist keine Frage des Alters!

BÜCHER UND ADRESSEN, DIE WEITERHELFEN

Engelhardt, Martin
Sportverletzungen – GOTS Manual: Diagnose, Management und Begleitmaßnahmen
Urban & Fischer Verlag

Farshad, Mazda
Lehrbuch Orthopädie: Was man wissen muss
Springer

Larsen, Christian
Gut zu Fuß ein Leben lang
Trias Verlag

Lehnert, Michael
Hände gut, alles gut
Südwest Verlag

Sassowski, Karina
Zwerchfelltechniken und deren Beeinflussung der Wirbelsäule
Cuvillier Verlag

Wülker, Nikolaus
Taschenlehrbuch Orthopädie und Unfallchirurgie
Thieme

Ziesenitz, Clemens
Parietale Osteopathie
Springer

Aus dem Gräfe und Unzer Verlag

Despeghel, Michael
Krüger, Karsten
Jungbrunnen Muskulatur: Wie Sie Ihr Superorgan aktivieren und Alterungsprozesse stoppen

Die BewegungsDocs
Unser Programm für mehr Gesundheit und Leichtigkeit

Froböse, Ingo
Rücken Express für Vielsitzer. Soforthilfe für Nacken, Schultern und unteren Rücken

Froböse, Ingo
Bandscheiben-Akut-Training. Täglich 10 Minuten für einen schmerzfreien Rücken

Tschirner, Thorsten
Mit 50 beweglicher als mit 30: Verjüngungskur für Muskeln, Gelenke, Faszien und Gefäße

Internet

APP eNastics – Gesundheit für Gamer
Trainingsprogramm für zu Hause, das den Körper auf langes Sitzen am PC vorbereitet. Beanspruchte Körperregionen werden gestärkt, um Langzeitbeschwerden vorzubeugen.

Weitere Quellen

https://www.dekra-roadsafety.com/de/fussgaenger-beim-ueberqueren-der-strasse-riskante-ablenkung-durch-smartphones

https://de.statista.com/statistik/daten/studie/1423656/umfrage/kosten-fuer-das-gesundheitssystem-durch-uebergewicht-in-deutschland

https://www.fitbook.de/fitness/weltrekord-planken

https://pubmed.ncbi.nlm.nih.gov/36287109

https://www.mckinsey.de/news/presse/2023-11-03-mhi-report-reframing-employee-health

https://www.gesundheits-ticker.com/superager-trotzen-dem-altern-mit-staerkerem-weissen-hirngewebe/?v=a4b7f41804b0

https://www.cdc.gov/mmwr/volumes/67/wr/mm6718a1.htm?s_cid=mm6718a1_w (S. 192)

https://www.usz.ch/krankheit/sarkopenie/#:~:text=Sarkopenie%20ist%20eine%20Krankheit%20des,40%20Prozent%20ihrer%20Muskelmasse%20verloren

SACHREGISTER

R/S

T/U/V/W

X/Y

KONTAKTDATEN DES AUTORS

Dr. med. Michael Lehnert
Sportarzt/Orthopäde/ Handchirurg
Berlin/München
www.meviva.de
www.atos.de
+49 30 318631-0
10627 Berlin/Stuttgarter Platz 1
Instagram: drlehnert

ÜBUNGSREGISTER

Weitere Übungen

Scannen Sie den QR-Code für starke Muskeln und Gelenke. Er führt Sie zu einer Playlist mit zahlreichen weiteren Übungen für mehr Beweglichkeit von Kopf bis Fuß.

DANK

Ein Buch schreibt man alleine am Schreibtisch, aber um das Projekt zu realisieren, habe ich viele verständnisvolle Menschen in meinem Umfeld gebraucht, die mich unterstützt, inspiriert und immer wieder motiviert haben. Meine Söhne und meine Partnerin haben mir in den entscheidenden Momenten stets den Rücken freigehalten und mir immer Geduld und Verständnis entgegengebracht. Ich danke euch unendlich!

Ein herzliches Dankeschön auch an das gesamte Team meiner Praxis, denn ohne euch hätte ich gar keine Gelegenheit, so viele unterschiedliche Patienten zu behandeln und im Idealfall auch zu heilen. Habt vielen Dank für euren Support, eure Geduld und Bereitschaft, meine hohen Ansprüche stets erfüllen zu wollen.

Gewidmet ist das Buch aber meiner 88-jährigen Mutter, die in jeder Lebenslage den Titel des Buches lebt:
»Haltung gut, alles gut«.

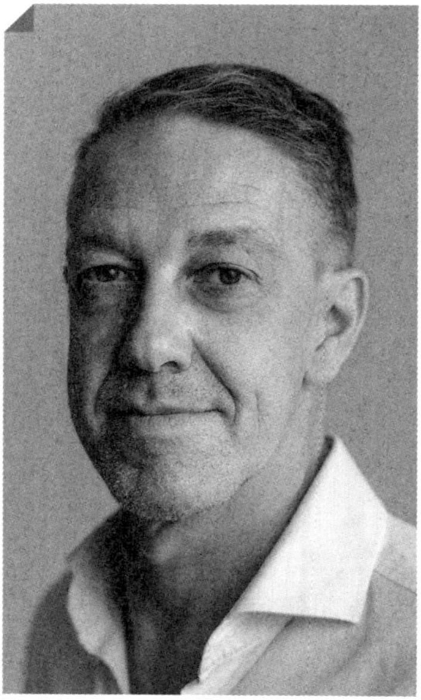

ZUM AUTOR

Dr. Michael Lehnert ist Facharzt für Orthopädie mit den Schwerpunkten Handchirurgie und Sportmedizin. Er arbeitet als niedergelassener Orthopäde in Berlin. Mit seinem Wissen, seiner Erfahrung und innovativen Behandlungsmethoden gelingt es Dr. Lehnert immer wieder, seinen Patienten und Patientinnen mehr Lebensqualität zu verschaffen.

Weitere Bücher des Autors:

- Hände gut, alles gut

Besuchen Sie Dr. Michael Lehnert auf:

@drlehnert

DIE BÜCHERMENSCHEN HINTER »HALTUNG GUT, ALLES GUT«

Verlagsleitung: Eva Dotterweich
Projektleitung: Stella Schossow
Lektorat: Ulrike Geist
Cover: zero-media.net, München
Layout: Lars Hammer, GROOTHUIS. Gesellschaft der Ideen und Passionen mbH
Satz: Uhl + Massopust, Aalen
Herstellung: Markus Plötz
Fotografie: GU/Tom Wagner
Illustration: GU/Pia Bublies
Reproduktion: Medienprinzen, München
Druck & Bindung: Livonia, Riga

Grillparzerstraße 12, 81675 München

www.gu.de/kontakt | hallo@gu.de

GU ist eine eingetragene Marke der GRÄFE UND UNZER VERLAG GmbH

1. Auflage 2025, ISBN: 978-3-8338-9620-0

WICHTIGER HINWEIS

Die Gedanken, Methoden und Anregungen in diesem Buch stellen die Meinung bzw. Erfahrung des Verfassers dar. Sie wurden vom Autor nach bestem Wissen erstellt und mit größtmöglicher Sorgfalt geprüft. Sie bieten jedoch keinen Ersatz für persönlichen kompetenten medizinischen Rat. Jede Leserin, jeder Leser ist für das eigene Tun und Lassen auch weiterhin selbst verantwortlich. Weder Autor noch Verlag können für eventuelle Nachteile oder Schäden, die aus den im Buch gegebenen praktischen Hinweisen resultieren, eine Haftung übernehmen.

G|U

LIEBE LESERIN, LIEBER LESER,

wie wunderbar, dass Sie sich für ein Buch von GU entschieden haben! In unserem Verlag dreht sich alles darum, Ihnen mit gutem Rat Ihr Leben schöner, erfüllter und einfacher zu machen. Unsere Autorinnen und Autoren sind echte Expertinnen und Experten auf ihren Gebieten, die ihr Wissen mit viel Leidenschaft mit Ihnen teilen. Und unsere erfahrenen Redakteurinnen und Redakteure stecken viel Liebe und Sorgfalt in jedes Buch, um Ihnen ein Leseerlebnis zu bieten, das wirklich besonders ist. Qualität steht bei uns schon seit jeher an erster Stelle – jedes Buch ist von Büchermenschen für Buchbegeisterte gemacht, mit dem Ziel, Ihr neues Lieblingsbuch zu werden.

Ihre Meinung ist uns wichtig, und wir freuen uns sehr über Ihr Feedback und Ihre Empfehlungen – sei es im Freundeskreis oder online.

Viel Spaß beim Lesen und Entdecken!

PS: Hier noch mehr GU-Bücher entdecken: www.gu.de

FÜR DIE UMWELT

Dieses Buch wurde auf PEFC-zertifiziertem Papier aus nachhaltiger Waldwirtschaft gedruckt.
Aus Liebe zur Natur verwenden wir leichtes Papier.

WERDE TEIL DER GU-COMMUNITY!

Sie und Ihre Familie, Ihr Haustier, Ihr Garten oder einfach richtig gutes Essen. Egal, wo Sie im Leben stehen: Als Teil unserer Community entdecken Sie die neuesten GU-Bücher als Erstes, Sie genießen exklusive Leseproben und werden mit wertvollen Impulsen und kreativen Ideen bereichert.

Worauf warten Sie?

Seien Sie dabei!

www.gu.de/gu-community

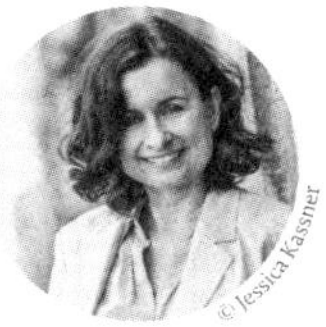

WARUM UNS DAS BUCH BEGEISTERT

Smartphone & Co. dürfen bleiben, der Schmerz geht – und das funktioniert! Wir selbst haben es in der Hand.

Eva Dotterweich, Verlagsleitung